がん治療医ががんになって初めて知ったもう一つの医療

がん治療医が
がんになって
初めて知った
もう一つの医療

小林正学
×
保江邦夫

海鳴社

はじめに

私は、愛知県の名古屋市内でがん治療の自由診療のクリニックに勤務している40代の医師です。

当クリニックでは、樹状細胞ワクチン療法というがんの免疫療法を中心に、患者さんご自身の自己治癒力を上げるための統合腫瘍治療を行っています。

これまで私は、18年ほど外科手術、抗がん剤、免疫治療に携わってきましたが、2019年3月に自分で自分の甲状腺がんを発見してがん患者となりました。

それがきっかけとなって、私はそれまでの自分の生き方を見つめなおすとともに、そもそもがんとは何か、また現代医学の限界やこれからの統合医療のあり方等についてもそれまで以上に深く考えるようになりました。

このたび私が本書を上梓させていただくことになったのは、先般、海鳴社から出版された『量子医学の誕生』の中で、私が「ＱＰＡ（Quasi-Particle Accelerator）」という医療機器

（準粒子照射装置）を導入していたことから、図らずも著者である保江邦夫先生と対談をさせていただくことになり、ついては私自身のがん体験をテーマにした対談本を書いてみては⁉というお話をいただいたのがきっかけです。

保江邦夫先生は、ノーベル物理学賞を受賞された湯川秀樹博士の晩年の研究を引き継がれた世界で唯一の理論物理学者であるとともに、その「素領域理論」をベースにスピリチュアルな現象の解明にも尽力されていて、統合医療についても独自の視点から見据えられています。

保江先生との対談のお話をいただいたとき、最初は躊躇しました。

なぜなら、私はまだ統合医療の大切さに気づいてからわずか2年近くであり、世の中には長年に渡り統合医療や自然療法を実践してきている先生もいて、私はまだまだひよっこレベルなので「果たして私がふさわしいのか？」と迷うところがあったからです。

ただ、私のように標準治療だけでなく自由診療も経験している変わった経歴を持つ医者で、さらにがんを経験している医者はなかなかいないことから、医者兼患者代表として保江先生とお話しさせていただくのは、実際にがん治療に励んでいる方々の何かのヒントになるのではないかと思い、今回の対談本に至りました。

ひとくちに統合医療といっても、さまざまな療法があります。私自身が統合医療を導入してからまだ年数が浅いこともあって、その客観的な評価がままならないことから、理論物理学のエキスパートでいらっしゃる保江先生にご指南をいただく形で本書をまとめることができました。

この本は、できるだけ専門的な用語は避け、一般向きにわかりやすい形（主に対話形式）で読者の方々の心に響く内容になるように心がけました。保江先生のお力添えに深く感謝するとともに、これまで私が時間もお金もかけて得た経験をぜひ読者の皆さんに知っていただき、少しでも皆さんが本当に求めている治療のあり方や寛解（自然治癒）への近道となれば、とても嬉しく思います。

令和3年5月吉日

小林　正学

目次

第2章　がんが消えていく生き方と「場」の力…………………………35

第1章　私が、がんから学んだこと

たまたまエコーを自分の喉に当ててみたら、腫瘍が写っていた

私が自分で自分のがんを発見したのは、今から2年ほど前の2019年の春、当時は43歳でした。まずは、医者になってからがんになるまでの経緯について手短に述べておきます。

私は9年間、外科医として手術と抗がん剤で治療をしてきました。ところがある日、ふと、抗がん剤を受けている患者さんの横で「自分ががんになったら、この抗がん剤をやるのかなぁ、妻ががんになったときも使うのかなぁ？」と思ったのです。

その当時の私は、患者さんが副作用で辛そうでも抗がん剤を無理にでも続けさせていました。なぜなら、自分が抗がん剤の手を緩めると、目の前の患者さんを死に追いやってしまうのではないかという恐怖心があったからです。

ところが、もし自分がいざ抗がん剤を受ける立場になったら……と想像したときに、はたと考え込んでしまったのです。もちろん、抗がん剤の重要性は理解しているのですが、「もっと身体に優しい治療もあるんじゃないか!?」と思うようになり、そこから、「第4のがん治療」と期待される一方で当時はまだ危うい目でも見られていた免疫治療の世界に移っていきました。

もう一つ、新しい治療を求めたきっかけは、乳がんの指導医と一緒に診ていた患者さんでした。その方は乳がんの転移で脇の下や首のリンパ節が増大し、神経が圧迫されて動けなくなっていました。困った患者さんは自分で調べて放射線治療を希望されたのですが、その状態に対する放射線治療はガイドラインでは推奨されていないので、私たちは許可しませんでした。

しかし、とうとう私たちが根負けして放射線治療の許可を出したら……劇的に回復したのです！　そのとき私は衝撃を受けました。今までガイドラインが絶対に正しいと信じていたのに、ガイドラインで推奨されていない方法でがんが良くなるとは、そのことをもっと前から知っていたら、この患者さんをもっと早く楽にしてあげられたと深く反省しました。

ガイドラインがすべてではない、エビデンス（科学的根拠）にも限界がある、もっと頭を柔らかくして考えていくべきなのだと思いました。以来、私は標準治療以外の治療にも関心を抱くようになったのです。

今私は、「樹状細胞ワクチン療法」のクリニックで働いていますが、それ以外にも、「低用量オプジーボ」や「ＩＣＧリポソームを使った光がん免疫治療」、「ＱＰＡ」や「水素吸引療法」、「マイクロ波温熱療法」などで患者さんの治療にあたっています。

また、私は名古屋市立大学の放射線科にも所属していて、放射線治療と免疫治療の併用治療についても研究してきました。そして、大学との多施設共同研究で論文を書いたり、ＡＡＣＲというアメリカのがん学会で発表してきました。この成果が実を結び、現在は和歌山県立医科大学が膵臓がんに対する樹状細胞ワクチン療法の治験を開始したり、さらに多くの大学や病院がこの治療の治験に参加する予定となっています。免疫治療はエビデンスがないと非難されることが多いのですが、私なりに真摯に取り組んできたつもりです。

しかし、がん治療に携わるストレスやプレッシャーは非常に強くて、そろそろがん治療から離れたいと考え始めていた頃、２０１９年の３月に自分ががんを患っていることを知ることになったのです。

発見したのはある意味、偶然でした。当初、札幌のあるクリニックが閉院になるということで、そこで使用していた超音波診断装置（エコー）の行き場所がなくなりました。それで、たまたま名古屋に送ろうかということになり、私どものクリニックにそのエコーが送られてきました。

エコーがクリニックに到着した日に、私が動作確認をしようと思い、自分の首に検査用のゼリーを塗ってプローブ（探針）を喉に当てながら画像を見てみたら、なんとそこに腫瘍（甲状腺がん）があったのです。

主治医から「手術時間は12時間、
　　声は2、3割の確率で出なくなる」と言われて……

甲状腺周囲のリンパ節もゴリゴリに腫れていて、「あっ、多発リンパ節転移だ!! しかも、広がっている！」とすぐにわかったので、一瞬、目の前が真っ白くなってショックのあまり崩れ落ちそうになりました。

しばらく放心状態でしたが、なんとか冷静さを取り戻し、すぐに手術をする手配を整えました。手術前の主治医からの話では、「手術時間は12時間の予定で、声は2、3割の確率で出なくなる」と言われ、さすがにその日は私だけでなく妻も口数が少なくなりました。声が出なくなったらどうやって仕事をしていけるんだろう？　それを考えると、声を大事にする職業であったつんく♂さんの気持ちが痛いほどよくわかりました。

結果的に手術は8時間で終わり、おかげさまで声が失われることもありませんでしたが、ＩＣＵ（集中治療室）に2日間入って麻薬鎮痛剤でもうろうとなり、なぜかＩＣＵの中で朝方にお経が聞こえてきたりして、そのときは本当に死を意識しました。

そのときふと頭に浮かんだのが、末期がんから回復しているサバイバーの人たちのことです。世の中には驚くような奇跡的治癒を遂げている患者さんたちがいて、そのような人たちと会っていくと、現代医学ではまだ解明されていない「人間本来の治る力」というものが確かにあるのだということを思い知らされます。

手術後の病理検査の結果では、リンパ節に35個も転移して、かなり危ない状態でした。主治医からも「再発率が高いから気をつけてください」と言われたこともあって、まさに生死の問題に直面していた私は、手術後、その「自ら治る力」を知りたくなり、自分もその仲間に入りたいと思いました。

そのために医師としてのプライドや偏見を一切なくして、自分の頭をリセットし、いろんな医療者の方や施術者、経験者の話を聞いていこうと決めました。

今思えば、この生死にかかわる重圧が私を統合医療へと向かわせてくれたのかもしれません。

そこで、術後6日目の傷も治りきっていない状況の中で外出許可をもらい、伝説のサバイバーたちが絶賛していると知った愛知県豊田市の「ユーユー健康館」の前田宗歩（むねほ）先生に会いに行きました。

前田先生のもとには全国各地からがん患者さんが訪ねてくるのですが、それは前田先生が身体の悪い人たちを何とかしてあげたいと思い、東洋医学と「食・動・心」が健康な体を作ることを学び、自然治癒力を高めて病気に打ち克つための温熱療法、足もみ療法、磁気シャワー療法を取り入れた場（健康館）をつくられたからです。

ここを訪ねたのが私の最初の第一歩でした。それから、今度は医者という立場を最大限に利用して、本などでは語られない皆さんの本音を聞きまくって、真実を学んでいこうと決めたのです。

がん治療に最も重要なものとは？

全国各地の医師たちに会いに行き、あらゆる食事療法や最先端の治療、補完代替医療を学びながら、奇跡的にがんを克服したサバイバーの方々と交流を深めるうちに、がん治療に最も重要なものが見えてきました。

それは、「自分の生き方を見直す」ということです。

がんは、本来の自分の生き方とのズレを教えてくれるメッセンジャーといわれています。本来の生き方から離れていくと、人間は気づかないうちにストレスホルモンに支配されて身体が病気として警告してくる、それががんからのメッセージです。

とはいえ、私自身ががん患者になるまでは、このような「自分の生き方を見直す」という精神的なことや、免疫治療以外の補完代替医療からは距離を置いていました。というのも、免疫治療が認められるにはエビデンス（科学的根拠）が必要で、そのためには精神的なことなどよくわからないこととは一緒にされたくないという勝手な思い込みがあったのです（樹状細胞ワクチン療法もエビデンスに乏しいにも関わらず……）。

そんな私が、自分ががん患者になったときに、心の中から「このままじゃいけない。生きるためにもっと可能性を探して！」という声が聞こえてきました。そして、ハッとしました。エビデンスの限界を知って外科を離れたにも関わらず、今も変わらずエビデンスにとらわれていたことに気づいたのです。結局は同じことの繰り返しでした。それから改めてエビデンスにとらわれることなく、可能性を追い求めていくようになりました。

今、私が言えるのは、患者さん自身が過度のストレスを解放してそれまでの生き方を見直すとともに、免疫力や治癒力を高める生き方へとシフトしていくことが、がんを克服する道だということです。多くのサバイバーの方々は口をそろえて、「がんになって良かった」と言います。がんは多くの気づきを与えてくれて、生き方を変えるきっかけを与えてくれるからです。すぐには難しいかもしれませんが、がんをとおして、ぜひ自分を変えるチャンスにしていただきたいのです。

私はがんになってから、多くの方と出会い、たくさん学び、そして少しずつではありますが、大きく変わっていきました。そこで、医師であると同時にがん患者でもある私が、「がんになったことで何が変わったか？」についてみなさんにシェアさせていただきたいと思います。

私ががんになったことで大きく変った点は、
一、患者さんとの関わり方、
二、人間の寿命に対する考え方、
三、医療の基準です。

まず、自分ががんになってから、がん患者さんがどれだけ不安で恐怖に包まれているのか、その気持ちが痛いほどわかるようになりました。そして、そのことによって私と患者さんの関係も自ずと変わっていきました。

それまでは「患者さんと医者」という関係性でしたが、今では「がん仲間」という関係性になっていきました。それはそれでお互いにとってもよかったのですが、その一方で、関係性が近すぎてかえって苦しくなることも多くなっていきました。

全力で一生懸命にサポートしたにも関わらず、救えなかったときのショックは以前よりもはるかに大きくて、「何が仲間だ、こんなに苦しむなら前のほうがよかった……」とすら思うようになり、しばらく立ち直れない日が続いたのです。

そんな私の気持ちを救ってくれたのが、中部大学教授の大門正幸先生の『応援団』という曲です。大門先生は数多くの子どもたちの取材をとおして、胎内記憶や中間生記憶（生まれる前の記憶）、過去生記憶（前世記憶）などについて研究されていて、これからは物質中心主義から魂中心主義の時代であると主張されている人文学博士です。

『応援団』というのは、先に逝った人たちのことで、この曲の「あなたより先に逝った人たち、みんなあなたの応援団」という歌詞を聞いて、私は背筋に電気が走り、すっと肩の重荷がとれていきました。

「そうだ、結果として救えなかったけど、そのときは私のベストを尽くしたことは変わりないし、皆が自分の応援団になってくれているのだ」と思えるようになったのです。医療者が患者さんと近い関係になると苦しむことも多くなりますが、その分、強力な応援団が増えていくと思うと気持ちが楽になることを初めて知りました。

最善を尽くしたらあとは大いなる存在にお任せして委ねてしまおう

また、がん患者になったことで、人間の寿命についても考え方が変わりました。

それまでは、とにかく患者さんが1日でも長く生き長らえるようにと延命こそが第一で、一人ひとりの患者さんにとっての寿命にまでは思いをはせることはありませんでした。

でも、自分ががんになって死を意識するようになってからは、寿命について考えるようになりました。そして、なぜ同じ治療をしても助かる人と助からない人がいるのだろうと考えるようになりました。私がたどり着いた結論は、その人が助かるかどうかは私たち医師ではなく、「大いなる存在」が決めるものだということです。人間がコントロールできると思うことはおこがましいのかもしれません。

もちろん私たちは全力で患者さんを助けようと努力しますが、たとえ救えなくてもそれは大いなる存在が決めることだから、受け入れるしかないのです。それから私は「ただ自分のベストを尽くすだけでいいのだ」と考えるようになりました。あとはお任せしようと。それは私自身のがんについても同様で、大いなる存在が私をこれからどのように存在させるのか決めるのだと思います。私を生かして役割を全うさせるのか、それとも再発させて死ぬまでの生き様をとおして役割を全うさせようとするのか、それは大いなる存在が決めることなのでしょう。

「何としても患者さんを死なせないようにしなくてはいけない」から、私ができることはその人が幸せに生き切るお手伝いをすることであって、「最善を尽くしたらあとは大いなる存在にお任せして委ねてしまおう」と自然に思えるようになったのです。

魂から見れば、死は決して終わりでなくて、一つのプロセスです。

あとは大いなる存在が、その人を向こうの世界に戻してあげるのか、それともまだこちらの世界で使命を全うさせようとされるのかを決めてくれる。そのように最終的に委ねることができれば、患者さんも医療者も穏やかに過ごせるのではないでしょうか。

このように自分の考えが変わっていったことで、それまでは救えなかった人たちの顔を思い浮かべると皆さんすごく寂しそうな顔をしていたのが、ようやく皆さんの笑顔で満たされている姿を思い浮かべることができるようになりました。

そして、私が旅立ったときには皆さんと向こうの世界で会えるのだと思えるようなったら、死んだ後も楽しそうに感じ始めて「死ぬこともまんざら悪くないな」と思うようになったのです。それから、縁があった患者さんが旅立ったときには写真をいただいて、自分の携帯電話に保存するようになりました。そして時々、写真を見ながら心の中で話しかけています。そうすると、不思議なことにまだその人たちが生きているような錯覚に陥り、皆さんが応援してくれる声が聞こえてくるような気がするのです。

何が何でも死を避けるのではなくて、寿命としての死を受け容れられるようになったことに加えて、医師としての「医療の基準」も大きく変わりました。

これまではがんを小さくしたり、1日でも長生きしてもらうために治療をすることが私の基準でしたが、今は一人ひとりの患者さんにとっての「幸せ」が私の医療の基準になりました。

以前、私の知り合いが初期の乳がんになったときの話です。彼女の場合、手術をすればほぼ１００％助かるという状況でしたが、その女性は「死んでもいいから手術を受けたくない」と言っていました。

自分ががんになる前は、私はその患者さんに対して全力で手術を勧めました。なぜ彼女が手術を受けないのかまったく理解ができませんでした。なので、心の中で「命よりも大事なものがあるのか？　もっと命を大事にしてくれ！」と叫んでいたのです。

しかし、今は違います。その人にとって何が幸せか、そこに寄り添うように心がけるようになり、もし乳がんの女性が乳房を残すことが幸せならば、それでたとえ命が短くなったとしてもその人にとってはそれが幸せなんだと思えるようになりました。

また、髪の毛が抜けるから抗がん剤はしたくないという女性に対して、以前の私ならば「そんな生ぬるい気持ちで治療に望まずにもっと真剣に取り組んでほしい」と思っていました。「髪の毛くらい我慢してくれよ！」と。

しかし、今は違います。その人にとって、髪の毛は命よりも大事なものなんだということが理解できるようになりました。髪の毛を守ることが幸せにつながるのなら、髪の毛が抜けない治療を全力でサポートしてあげることを選びたいと思います。

そんなふうに、たとえその選択で命が多少短くなっても、その人にとって幸せに生き切ることをお手伝いするのが私の医療の基準となったのです。

何がその人自身の生きがいとなっているのか、そこに寄り添うことが患者さんにとってのクオリティ・オブ・ライフ（QOL：生活の質）の向上につながると思います。

それは医師であっても同じです。私は、自分ががんになった医師たちにも本音を聞いてきましたが、彼らのほとんどががん治療のガイドラインにはこだわりすぎずに、自分にとって最善と思う治療法を選択していました。無理な抗がん剤などで苦しみながら「そこまでして生き長らえたくない」、それが彼らの本音なのです。

私が敬愛している船戸クリニックの船戸崇史院長（詳しくは後述）は、「命よりも大切にしたい基準を持っている人がいる」とおっしゃっていますが、まさにそのとおりだとようやく理解できるようになりました。

もう一つ大きく変わったことがあります。それはあらゆる感覚が鋭くなったことです。雨が近づくと首がグッと絞めつけられて雨が降るのがわかるようになっただけでなく、その場や人のエネルギーに敏感になるなど、手術した部位がセンサーのようになり、スピリチュアルな感覚も強まっていったのです。

がん体験をとおして皆さんに伝えたいこと

また、自分ががんになったことで、「死」や「愛」に真正面から向き合うことがとても大事だと思えるようになりました。

がんになると、私たちはつい「死」や「愛」のことを避けてしまいがちになります。ですが、この２つについて、がん患者さんはぜひもっと自分事として考えてほしいと思います。

死について考えることを避けると、心の奥底でますます恐怖が増大します。不安の正体がわからないときには、その不安がどんどん膨らんでいくのと同じです。

しかし、私はがんを体験したことで死と直面し、そこで自分なりの死生観を持つことでかえって心が安定していくことを実感しました。同じように患者さんの中には、死についてきちんと向きあうようになってから気持ちが落ち着いて、病状が好転していく方もいらっしゃいます。

実際に患者さんに聞いてみると、死に対する恐怖は、身体の痛みや苦しさよりも、自分の存在が無になってしまう、忘れ去られてしまうのではないかという孤独感だと教えてくれました。これは私もよくわかります。

しかし、自分が旅立ったとしても、魂はなくなるわけではなく、保江邦夫先生の言われる「完全調和の世界」（神様の世界）に戻っていくだけであるとすれば、無になるのではなく、ただ本来の場所に帰るだけなんだと思えるはずです。

そして、輪廻転生を繰り返して今世で巡り合った人とも再開できるのであれば、ほんの少しのお別れなのかもしれません。そう考えることができるようになると、死に対するイメージが変わってきますし、過度に恐れるものではないとわかってきます。

死は決して敗北ではないのです。

私は、船戸先生のFacebookの投稿にあった「死＝敗北、ととらえているかぎり、私たちは敗北を続けてしまう。死を見つめて生き切ることが重要だ」という文章を読んでハッとしました。

人間は、いつかは寿命を迎えるのだから、勝ち負けの基準で見ると常に負け続けるのは当たり前です。しかし、幸せに生き切ることを基準にすると、多くの人たちはそれを達成して満足して旅立てるのではないでしょうか。

ようするに、単に肉体を維持するための時間の長さよりも、自分らしく生き切ったという時間の過ごし方、つまり、生き方の質や魂の充足感のほうがより重要だということです。

もう一つ大切なことは「愛」についてです。

私は『量子医学の誕生』の保江先生との対談で、人間からは生命エネルギーの指標となるエバネッセント光が身体から放たれていると教えてもらいました。

そして、その光が最も強力に出て健康になるのは、人と触れ合ったとき、肌と肌が触れ合ったときと聞いて、私たちは本能的にエバネッセント光を高めること、つまり〝愛の交歓〟をしているのだと納得しました。

エバネッセント光という生命力そのものを高めるには、添い寝をしたり、触れ合ったり、抱き合ったりすることがとても大切だったのです。これは、男女の欲望を超越したものであって、もっと次元の高い行為です。

著名な腎臓がんのサバイバーとして知られる杉浦貴之さんが、抗がん剤の投与を受けながらも夜の町に友達と繰り出した話は有名ですが、それは本能的に触れ合いを求め、エバネッセント光を高めて健康を取り戻すためだったのでしょう。

がんになると、私たちは愛の交歓を諦めてしまいがちです。実際、抗がん剤をすると髪の毛が抜けますし、手術をすると身体に傷が残るので愛の世界とは無縁になってしまったと思い込む方も多いのです。

そして、周りの人たちもがん患者さんに対して気を使ってしまうので、自然と肌と肌の触れ合いからは遠のいてします。

しかし、私はがんになったからといって愛の世界とは無縁だと思ってほしくないですし、むしろ、がん患者さんこそもっと人の温もりを感じたほうがいいと思っています。たとえ抱き合うことが難しくても、手を握ってあげたり、背中をさすってあげたりして触れ合うだけもいいでしょう。

もちろん、「愛」は肉体だけの話ではなく、もっと奥深いものではありますが、ほんの少しだけでも触れ合うことで癒される方もいるということを知ってほしいと思います。パートナーがいればすぐにでもできるのですが、パートナーがいない方やパートナーからの理解が得られないような方に対しても、何らかの形でエバネッセント光を高める方法を考えていくことも必要でしょう。

このように、死と愛についてオープンに話せるようになったときに、私たちはもっと穏やかに、そして今という一瞬をイキイキと楽しんで過ごせるようになるはずです。そうなれば、不安や恐れが遠のいて、心身の免疫力や自然治癒力もぐんぐんアップしていくに違いありません。

もう一つ大切なものは、究極的には、警告をしてくれた自分の身体と病気に対して「感謝」の気持ちが持てるようになることです。愛と感謝で満たされ、本来の自分の使命に気づいて自分の人生を取り戻すことができたときに自己治癒力が回復して、状況が良い方向に進んでいくからです。

このような意識の変革こそが、奇跡的にがんを克服した人たちの共通点であり、本書を上梓した主たる目的もそこにあります。

とはいっても、もちろん意識の変革だけでは不十分で、きちんとがん自体に対する西洋医学的な治療も必要です。

よく抗がん剤や手術、放射線治療などの標準治療を拒否して補完代替療法だけを選択される方もいますが、私のこれまでの臨床経験を踏まえて言わせてもらうと、最もいいのは両者の良い治療を組み合わせていいとこ取りをする「統合腫瘍治療」です。

つまり、意識と身体両面へのアプローチが大事で、補完代替療法で自己治癒力を高めて生命力を強化していきながら標準治療を無理なく組み合わせるのが最も理想的です。この「統合腫瘍治療」という概念は、私が懇意にしている萬憲彰先生が提唱されたもので、初めて聞いたときに心の底から納得しました。

ですので、この本をとおして、いかに意識の変革と統合腫瘍治療が重要かをご理解いただいたうえで、がんという課題を乗り越えながら、今をイキイキと楽しめる人生にチャレンジしていただければと切に願っています。

第2章　がんが消えていく生き方と「場」の力

「がんが消えていく生き方」の大切さを教えてくださった船戸崇史先生

ここからは、自己治癒力を高める方法や統合医療に関する私の考えを述べたうえで、スピリチュアルな分野にも精通した理論物理学者であられる保江邦夫先生に解説やコメントをいただく形で話を進めさせていただきます。

私はいろんな統合医療に触れていくなかで、その多くは従来のエビデンスに基づく現代医学・医療とはかなり異なることがわかってきました。

患者さんも、その医学的なメカニズムはわからずとも、ただ周りの人から勧められたものを半信半疑の状態で続けていることが多くて、私自身もそうでした。

しかし、たとえ現代医学から見て不確かなものであっても、何らかの納得し得る説明がつくのであれば、患者さんも自信を持って自分の治療を続けることができるのではないでしょうか。現代医学ではあまり扱われることのないものについて、保江先生から理論物理学の視点からコメントをいただくことで、納得して信じる根拠の一つになればうれしいです。

そこで、医師は本来ならばエビデンスベースで話をするのが一般的な常識ですが、この本では、エビデンスにこだわらないで、私がリアルに体験したり、感じたことをお伝えしていきます。

まずは、岐阜県養老の船戸クリニックで統合医療を実践されている船戸崇史先生を紹介したいと思います。私は自分ががんになったときに無意識のうちに真っ先に電話したのが船戸崇史先生でした。

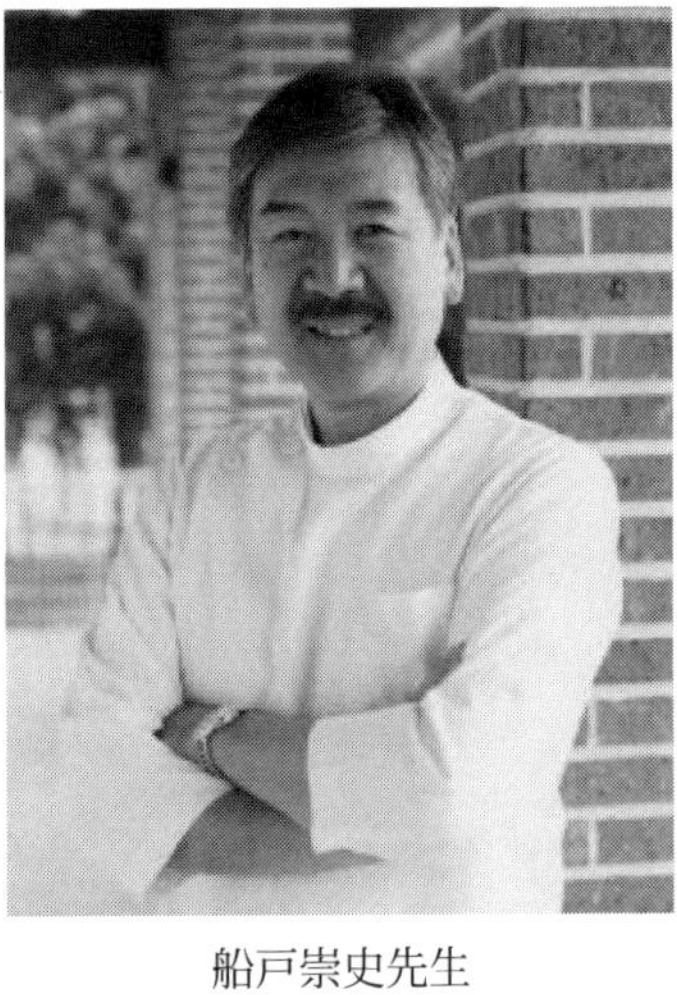

船戸崇史先生

まだ面識はありませんでしたが、患者さんからの評判を聞いていたのと、船戸先生も腎臓がんを克服されていたこともあって、船戸先生の運営されているがん患者が宿泊する施設に行きたくなったのです。

船戸先生にお会いする前にお電話をしたとき、先生のお声を聞いただけでなぜか癒されました。

船戸先生は、高濃度ビタミンCや温熱療法、漢方、水素、還元電子治療などによる統合医療を提供していて、がんの言い分に耳を傾けながらがんが本当に私たちに伝えたかったことを感じて、生き方や生活習慣を見直すことを大切にされています。

そして、患者さんを丸ごと見られており、大きく包み込む医療をされている一方で、免疫力を上げ、がんを予防するための生活習慣として次の5つを提唱されています。

1ヶ条　私に元気をくれる睡眠
2ヶ条　私を護ってくれる食事
3ヶ条　私の免疫力をアップしてくれる加温
4ヶ条　私に力をくれる運動
5ヶ条　私の心を豊かにしてくれる笑い

私自身ががんになる前までは、私はこの5ヶ条を読んでも、正直、ピンときませんでした。よく「親を大事にしましょう」とか「自然を大切にしましょう」と言われても、実際にそのタイミングが来ないと、人はなかなか自分事として捉えられないのと同じです。

なので、5つのポイントは大事だとは感じていたものの、もっと最先端医療のほうが大事だと信じていたのです。

ところが、実際に自分ががんになってみると、それまでの捉え方が一変しました。この5つの重要性というか、存在がとてつもなく重く、どっしりと感じました。普段何気なく見ていた自然が、ある日、これほど素晴らしいものかと感じられるようになった感覚と同じです。自分ががんになってからようやく船戸先生が提唱されている「がんが消えていく生き方」の大切さを理解できるようになったのです。

ここで、船戸クリニックで治療を受けた実際の患者さんの例として、船戸先生の『がんが消えていく生き方』（ユサブル刊）に紹介されている方のケースをご紹介しましょう。

73歳の男性で、胃がんの肝転移で肝臓のほぼ9割をがん細

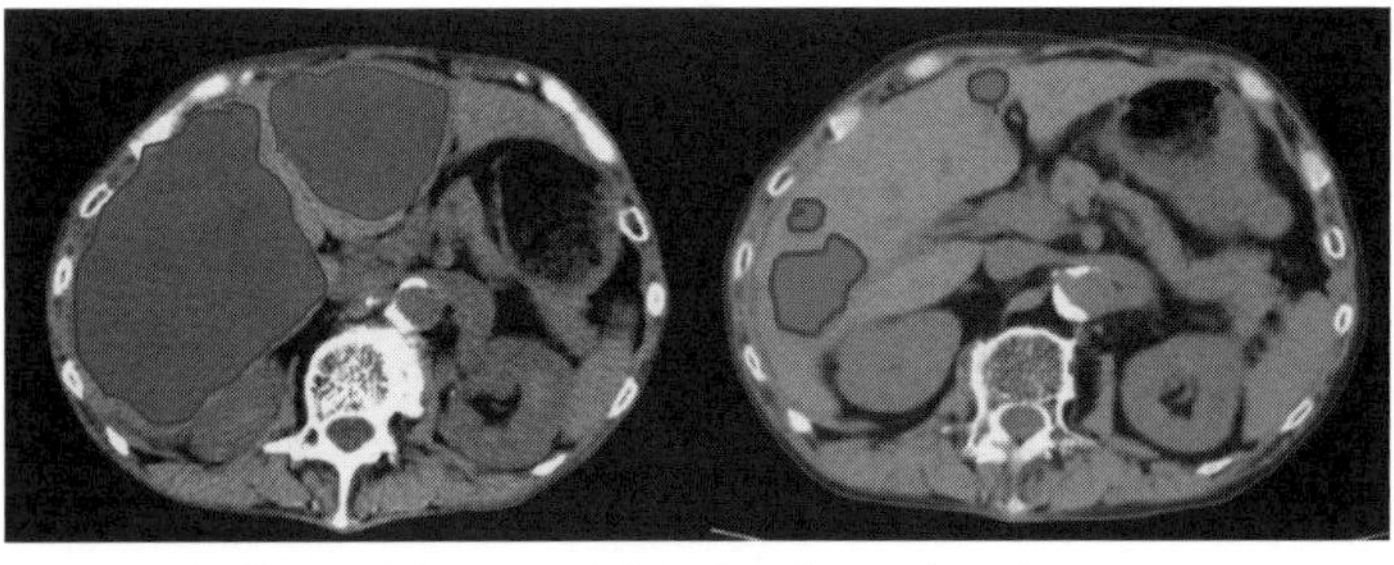

『がんが消えていく生き方』（ユサブル刊）より

胞が占めている状況でした。食事は少量だけ食べられる状況で、両下肢のむくみは比較的高度で、主治医は３ヶ月の命と宣告していましたが、船戸先生の感覚では１ヶ月もつかどうかという状況だったようです。

それが、船戸先生の提唱する５ヶ条を守って生活習慣を改善しているうちに、食欲が出てきて、顔の艶もよくなり、なんと余命宣告の４ヶ月目に入るころには体重が８キロも増加していたそうで、以下がそのときのＣＴ画像です。

この画像を見ればわかるように、この患者さんはなんとわずか４ヶ月後に肝臓の腫瘍の約９割が消失していたのです。

神社のように澄み切ったエネルギーに満ちた「日本版ルルド」

自分の手術が行われる2週間前（２０１９年4月13日）、私は船戸先生が運営しているがん予防滞在型リトリート「リボーン洞戸」に2泊３日で宿泊することにしました。

リボーン洞戸があるのは、岐阜県の関市内、岐阜駅から車で1時間のとても自然が豊かな場所にあります。リボーンとは生まれ変わるという意味ですが、がんは「変わりなさい」と言っているメッセージであり、それは別人になれと言っているのではなく、本当のありのままのあなたに戻りなさいと言っているという意味を含んでいます。

つまり、がんになってしまう生き方がある、だから、まずはがんになる心のクセとともに生活習慣を見直していきましょうというコンセプトの宿泊施設です。

施設の中は、まるで神社のように澄み渡った心地よいエネルギーで満たされていて、ここリボーン洞戸に来ると、まるで奇跡のようにがんが治っていく人がいるということも充分領ける雰囲気でした。

リボーン洞戸のコンセプトは、「大自然の中で、本来の自分に帰る場所」。大自然の中でテレビもない、スマホも電源を切りましょうと言われ

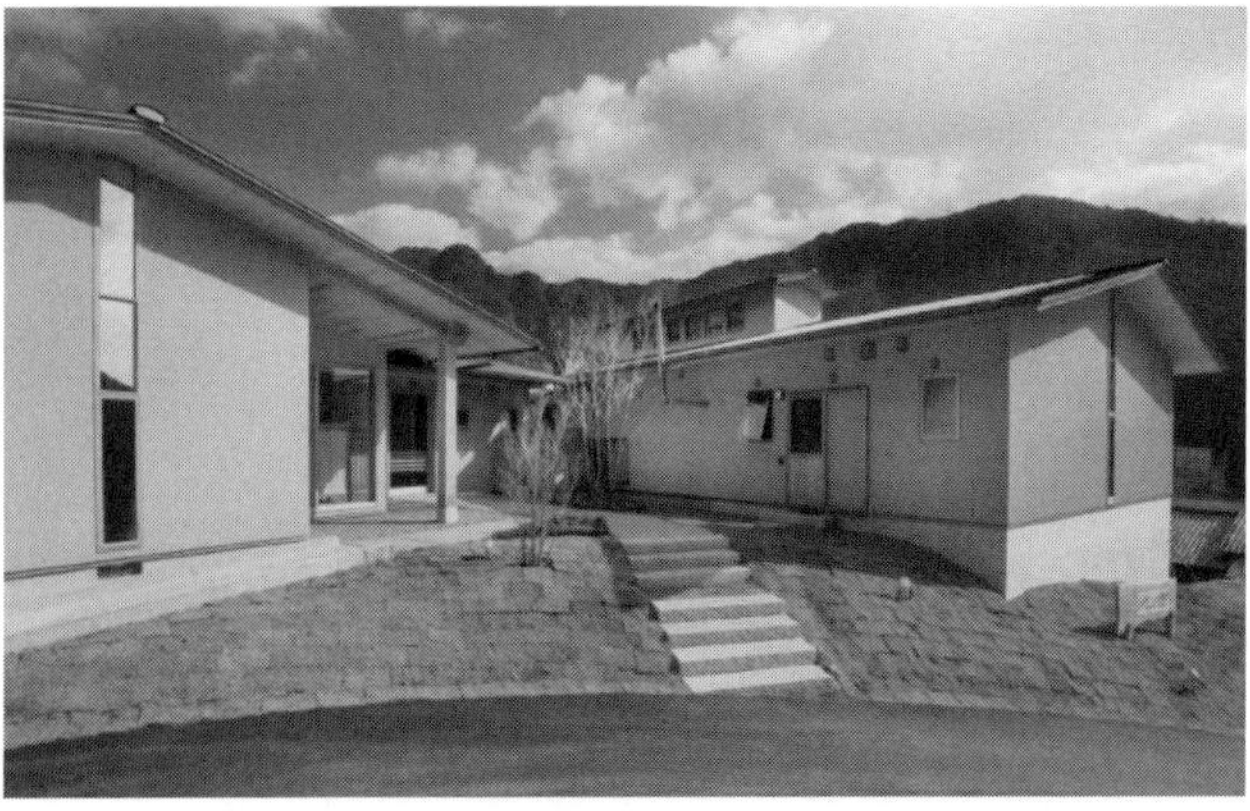

がん患者さんが宿泊する「リボーン洞戸」

るので、何もすることがありません。

散歩に行きたければ散歩をすればいいし、本を読みたければ本を読めばいい。誰にも干渉されることなく、とことんまで自分と向き合う時間が流れていきます。

そんな場所にいるだけで自然に呼吸が深くなり、ふと振り返ると、私は仕事と子育てに追われて何年もこんなにも自分の人生を見つめ直したことがなかったことに気づきました。

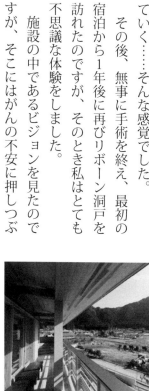

そして自分の人生を振り返り、「本当にやりたいことは何だったのだろうか？」とようやく落ち着いて内面の自分と対話することができたのです。何か自分の肩に重くのしかかっていたものがなくなっていく……そんな感覚でした。

その後、無事に手術を終え、最初の宿泊から1年後に再びリボーン洞戸を訪れたのですが、そのとき私はとても不思議な体験をしました。

施設の中であるビジョンを見たのですが、そこにはがんの不安に押しつぶ

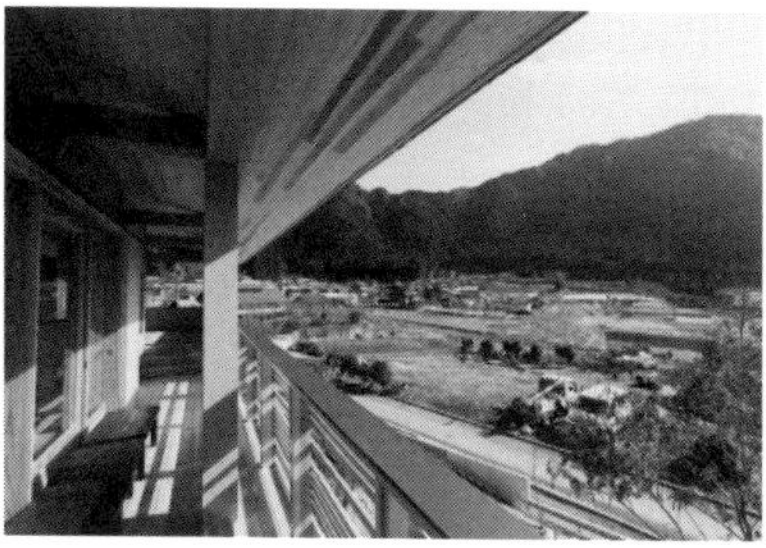

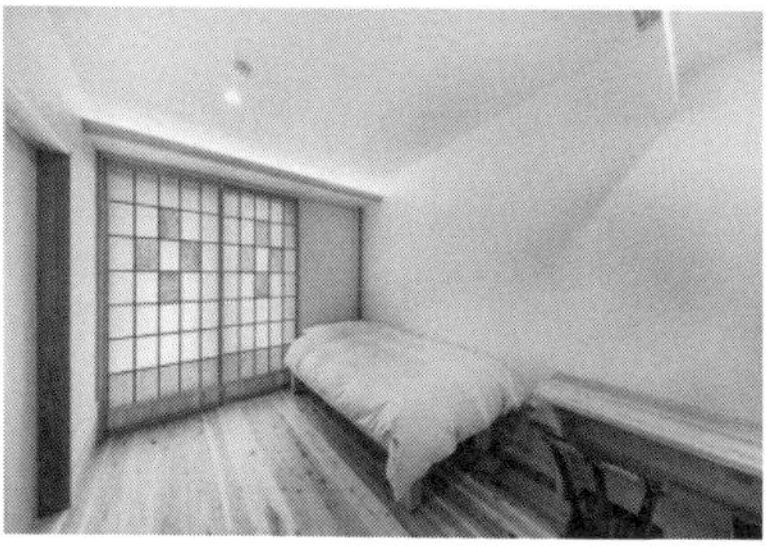

されそうになりながら過ごしていた「自分」がいたのです。見えるのではなく、そのように感じたのです。

そこで、「手術も無事に終わったよ。元気を取り戻してきているよ」と語りながら、不安に怯えていた自分をそっと抱きしめてあげました。

このような癒しが起きたのは、リボーン洞戸という場の力が作用したのかもしれません。

そして、「そもそも、なぜ船戸先生に連絡をしたいと思ったのか？」と改めてふり返ってみたら、その理由は、船戸先生という「存在」そのものだったことに気づきました。

医師という職業を超えた大きな存在であり、ただ一緒にいるだけで治ってしまいそうな存在。だからこその安心感、癒しの雰囲気がそこにある——そのとき、私はこれこそが医師の究極の姿だと感じることができたのです。

実際に、リボーン洞戸を訪れて、5ケ条を実践しながら健康や元気を取り戻していかれる人が多いのも、生活習慣の改善はもとより、船戸先生のような大きな癒しの存在がいることと、そこが澄み切った心地よいエネルギーの場になっているからではないでしょうか。

そこでふと思い浮かんだのが、フランスのルルドです。ルルドは、1858年に農民の娘ベルナデッタが聖母マリアの出現を見た「ルルドの奇跡」以来、約2億人の巡礼者が訪れ、7000人前後が病気の治癒を報告している場所で、保江先生もがんの手術をされた後、ルルドを訪ねられたとお聞きしました。

リボーン洞戸は、日本版のルルドのような場所ではないかと思います。そこには奇跡的な治癒をもたらすような「場の力」があって、そのような場にこそ、従来の医学や科学では解明できないものがあるのではないか、と強く感じるからです。

というわけで、ここからは、ルルドを訪れた保江邦夫先生にご自身のがん体験について語っていただきたいと思います（以下、保江先生談）。

科学者としての意地をとおし、そのときの無理がたたって大腸がんに……

保江（敬称略）：僕が末期の大腸がんから生還したのは、今から18年ほど前、51歳の頃です。

それまで僕は、「がんとは無縁だ」と思っていました。というのも、うちの家系はがんになった人は誰もいないし、むしろ太っていて高血圧や心臓病、糖尿病になりやすい体質で、「もし自分ががんになったら痩せるからわかるだろう」という程度に捉えていたのです。

でも、今から思えば、49歳の頃にかなり意地をはって無理な仕事をしたことががんの原因になったのではないかと思います。

その頃はちょうどスイスから日本に戻ってきて、地元岡山のノートルダム清心女子大学に転職していたのですが、当時の僕は、日本の物理学会の中では目上の立場の人に自分からくってかかる、いわば煙たがれるようなタイプでした。

教授の立場に甘んじて大した研究もしていないような人にはこちらからドンドン攻めていき、相手に逃げ道を与えず、完膚なきほど追い詰める、そんなことが度々ありました。

そのため恨まれることも多かったのですが、僕はそれが科学者としての使命だと思っていたので、相手が先輩だろうが学会の大御所であろうが毅然として対峙していたわけです。

ところが、僕が女子大で教鞭を執るようになって10数年経っていたこともあって、学会の上層部の一部の人たちは、僕のことを「アイツは毎日若い女子大生に囲まれていい気になっているだけで、もう何も大したことはできないだろう。物理学者としてはもう終わりだな」などと思っていたようで、そんな噂が回り回って僕の耳にも届いていました。

それで、僕の中で「クソッー！　だったらこれまで誰も成し得なかったことをやってみせてやる!!」と火がついて、僕の専門だった数理物理学の教科書を書き上げることにしたのです。

数理物理学というのは高度に専門的な分野で、最先端のあらゆる数学や物理学を理解しておかなくてはいけない幅広い分野を網羅しているため、普通の理論物理学者ではついていけないし、まして教科書的な専門書を書くなんて到底無理な話です。

でも、僕はあえて数理物理学のテキストを「2年以内に全9巻出す！」と宣言したのです。すると案の定、学会の中では「アイツにそんなものが書けるわけがない。せいぜい1巻だけ出してすぐ降参するだろう」などといった否定的な声が飛び交っていました。

それを聞いてよけい火がついた僕は、それまでスケジュール表など作ったことはなかったのに2年間ほどの計画表を作り、それから毎日その計画にそって寝る間も惜しんで必死でテキストづくりに取り組むことにしたのです。

誰も成し得なかった『数理物理学方法序説』
全9巻をわずか1年半で書き上げた結果……

第1巻目の原稿を打ち込みながら、同時に次の第2巻目の構想や構成を練り、1巻目の校正をしながら2巻目の原稿を打ち込む。そして、必ず原稿の中に入れなくてはいけない定理の証明を、普通は誰かの論文を探して引用するのが慣例なのに、それをやっていたら期日までに間にあわなくなるので、自分で証明をしてみせて原稿に加える、そんなふうにして次々とテキストを書き上げていきました。

その間、睡眠時間は連日4時間程度でした。起きている間はずっと原稿の執筆に費やし、証明をするときにもハイテンションなままどんどんアイデアが湧いてきて、そのとき「俺はこんなに頭が良かったんだ！」と改めて自分の才能を見直したくらいです。

こうして、僕は50歳を目前にして、付録を含めて全9巻にも及ぶ『数理物理学方法序説』(日本評論社)シリーズをわずか1年半という短期間ですべて書き下ろすことができたのです。

陰で僕のことを批判していた連中は、学会で僕と会っても目を背けて知らんぷりを決め込んでいましたが、僕は心の中で「ざまあみろ！」とほくそえんでいました。

ところが、いざすべての原稿を書き上げて後は出版を待つだけになった頃、朝起きたら僕の身体に異変が起きていたのです。

何が起きたかというと、毎朝、僕の家に新聞配達の人が自転車でやってくるのですが、今まではその自転車のキイキイというペダルを踏む音が遠くでかすかに聞こえていたのが、突然、無茶苦茶大きく聞こえてきたかと思うと、ポストに新聞を投げ入れる音まで

「ボーン！」という異常に大きな音がしてびっくりして目覚めたのです。

「あれ⁉　おかしいな」と思ってポストを見に行こうとして、寝ていた身体を起こした瞬間、急にめまいに襲われたように部屋中が歪んで見えて立つこともできない状態になりました。

倒れるようにしてまた横になり、そこで自分の身体の異変を感じた僕は、枕元にあった電話で知りあいの岡山大学の解剖学の先生に連絡をして事情を伝えたところ、その先生の声も異常に大きく聞こえたので「先生、そんなに大きな声で話さなくても……」と言ったら、「普通の声や」とのことでした。

その先生が、「わかった、今からそっちに行くから」と言ってくれて、早朝、僕の家までかけつけてくれ、先生の教え子がやっている小さな病院に連れていってくれたのですが、そのときには耳が聞こえない状態になっていて、検査後に「多発性脳神経症」という病名がつけられました。

「原因は、おそらく無理を重ね過ぎたからでしょう」とのことで、入院をしてステロイド大量投与治療が始まったのですが、１週間後、深夜寝ていたらそこでもまた異変が起きました。

僕が病院のベッドで寝ていたら、急に大きな揺れが起きて僕の身体が大きく揺らいだので、「わっ、地震だぁー！」とすぐに飛び起きて慌ててナースステーションに行き、当直の看護師さんに向かって「地震だから早く逃げないと」と言ったら、「えっ!?　地震なんで起きてないですよ」と看護師さんがきょとんとした顔で僕を見ました。

1ケ月も便が出なくなって診療してもらったら、
腸閉塞の緊急手術をすることに！

「えっ、そんなはずはない」と、看護師さんに僕のベッドまで来てもらって見てもらったものの、「何も揺れたあとはないですよ」と言われたのですが、でも確かに僕の身体はその地震のような揺れが3日間も続いたのです。

4日目に、主治医に「いつも夜中の4時ごろに揺れが起きるんですが、何か心当たりはないですか？」と聞いてみたところ、「そう言えば、向こうの廊下の先にある自動販売機のスイッチが入るのがその時間ですよ」とのことで、その時間帯に確認したところ、確かにその自販機のモーターが4時頃から回り始めたので、そこでやっと、「僕の身体がモーターの振動をキャッチして地震のように揺れたのか」と気づいたのです。

そうしたら、主治医が「ステロイド剤が多過ぎたからかもしれない」ということでそれを止め、今度は神経をブロックする注射をする必要があるからと、岡大の腕ききの先生にブロック注射をしていただいたのですが、それでも僕の症状は完全には改善されませんでした。

何度かブロック注射をしてもらって、何とかふらつきはおさまったものの、それ以来、左耳がずっと耳鳴りがしていて音が聞こえなくなり、しかもそれから3ヶ月ほど経った頃、今度は便がまったく出なくなったのです。

僕は小さい頃から下痢ばかりしていたのですが、そのときは便秘の状態が1ヶ月ほど続き、まるで妊婦さんのようにお腹が大きくなり、痛みもあったので、近所のかかりつけのお医者さんに診てもらうことにしました。

すると、かかりつけ医から「お前、このままだと死んでしまうぞ！」と怒鳴られ、その場で救急に電話を入れられて、すぐに総合病院に転院するはめになったのです。

総合病院に着いた僕は、「あの先生、大げさだな。なぜ下剤を出してくれなかったんだろう!?」と思いながら痛みを我慢して診察の順番を待っていたら、救急患者がいっぱいだったらしく、すぐに治療を受けることができません。

そこに若い男性医師がやってきて、「しばらくここで待っていてください」と言われ、僕はストレッチャーに寝かされたままでしばらく廊下で待っていました。

そうしたら、診察室の中から、「何やってるの！」とその若い男性医師をしかりつける女医さんの大きな声が聞こえたかと思うと、すぐにその女医さんが僕のところにかけつけてきてくれました。

その女医さんは外科医で、とても美人だったので、僕が「へぇー、こんな可愛い顔してあんな大きな声で怒ることもあるんや」と思っていたら、いきなり僕のズボンに手をかけて「失礼しますよ」とズボンをバッと降ろして、僕の身体を裏返しました。

僕が「えっ、何をするの⁉」と思った瞬間に、僕の肛門にサッと指を入れたのです。そんな形の触診は僕にとっては初めての体験で、でも恥ずかしさを隠す間もなく、触診後、すぐにＭＲＩ検査室に送り込まれて検査を受けました。

検査結果を見たその美人女医さんは、「腸が閉塞しているので、すぐに緊急手術です」と言い、腸閉塞の緊急手術が行われることになりました。

ストレッチャーに乗った僕を手術室まで運んでくれた３人の看護師さん

「えっ、今まで手術をしたことのない俺が何で⁉」と思う間もなく、あれよあれよという間に手術の準備が行われていたので、僕は不安と不信感から、待っている間に岡大の先生に電話をかけて事情を説明しました。

そして、「先生、すぐに岡大の付属病院に移してもらう手配をしてもらえませんか」と頼み込んだところ、「よし、わかった。待ってろ！」と言われて、ホッと一息つきました。ところが、10分後、その岡大の先生から電話があり、「お前、諦めろ。でもその代わり、麻酔医と執刀医はいちばん腕のいいやつを送り込むから。絶対にお前を殺さないから」と断言してくれました。そこまで言われた僕は観念して、仕方なく手術を受けることになったのですが、その前にまた恐い思いをすることになりました

それは、手術時の感染症を防ぐために、胃腸の中に溜まった便を下からではなく上から出さなくてはいけないということで、それがとても苦しかったのです。

「もうやめてくれー！」と歪んだ顔をしている僕に対して、恐い顔をした美人女医さんが「我慢して！」と語気を荒げながら、胃腸の中に溜まっていた便を取り出してくれまし

た。

そして、いよいよ、救急病棟の1階から手術室のある7階までストレッチャーに乗ったまま移動することになったのですが、そこで僕はとても不思議な体験をしたのです（これは他の本でも書いたことですが、ここで詳しく述べたいと思います）。

ストレッチャーで運ばれるときに、僕の頭のほうに一人、足元に一人、そして真横に一人が立って、計3人の看護師さんが運んでくれたのですが、僕の横にいた看護師さんは夏目雅子さんにそっくりな超美人（！）でした。

その超美人の看護師さんが片方の手で僕の手を握ってくれ、もう片方の手で僕の身体を軽くポンポンと叩きながら、僕の顔を覗き込むように「大丈夫ですからね。心配いりませんからね」と言葉をかけ続けてくれました。

そして、エレベーターで7階に着き、僕が除菌のためのオゾンのエアーカーテンを通って一人で手術室に送られるときにも、直前まで「安心してください。あなたは絶対に戻ってこられますからね」と言葉をかけてくれました。

でも、そのとき僕は「変なことを言うな……」と思っていたのです。

まったく意識がないにも関わらず、僕がかいま見た奇妙な世界と白い鳩

手術室に入ると、担当の美人外科医と麻酔医がいて、麻酔の先生が「今から手術をしますが、目が覚めたときには手術は終わっていますからね」と言ってくれたのに対して、僕は内心「絶対に麻酔にはかかるものか！」と思っていました。

ところが、麻酔薬が点滴で身体に入ってきたかと思うと、その瞬間、まるで昔のブラウン管テレビが電源を切った瞬間にブーンという音とともに画面が小さく収縮しながら最後に点になっていくのと同じ感じで、「なんや、テレビのコンセントを抜いたときと同じなんや」と思った瞬間に、僕の意識はすっかり消失しました。

そして、次に「保江さん、手術、終わりましたよ」という麻酔医の声とともに僕の意識が戻り、「もう少し手術が遅れていれば腸が破裂していましたよ」と言われて、そこで僕はやっと事の重大さを認識したのです。

それと同時に、手術中、僕の中にはなぜか恐い映像の記憶だけが残っていました。

それが夢なのか現実なのかはわかりませんが、地獄のような暗い場所で、数えきれないくらいの数の蛇がトグロを巻いている世界の中に僕がいて、恐怖と苦しさと痛みであえい

でいる、そんな映像でした。

この恐怖と苦痛を取り除いてくれるものは何かと思ったら、僕はキリスト教の信者ではありませんが、なぜか瞼の裏にマリア様がパッと映ったので、マリア様に「とにかくこの苦痛から解放してください」と祈り続けました。

そうしたら、蛇がトグロを巻いている地獄のようなその暗黒の世界に一点光が射し込んだかと思うと、その光が徐々に大きくなっていったので、よく見てみたらそれは白い鳩でした。そして、その白鳩がどんどん大きくなって、何万匹もいるような蛇全体を覆いすべて隠してくれたのです。

時間にすれば2分30秒ほどでしょうか。そんな夢か現実かわからないような不思議なビジョンを見たことで、僕の中にあった恐怖心や苦痛はすっかり消え去っていました。

ところが、そこで意識は戻ったものの、今度は手術を受けた腹部の激痛が僕を襲ってきました。

耐えがたい痛みだったので、看護師さんに痛み止めを出してほしいと懇願したところ、「先生に確認したら、痛み止めを飲むと治りが遅くなるのでできるだけ我慢してくださいとのことです」と言われ、「でも、この横に切られたところが痛くて、痛くて……」と僕が返したら、「えっ、横になんか切ってませんよ」とのこと。

僕はてっきり横向きにメスを入れられたと思っていたら、縦向きに開腹されていたのです。それにしても耐えがたい激痛を我慢しながら、3日間ＩＣＵに入れられた後、一般病棟に移されました。

激痛に加えて筋力も弱っていたことから、「これでもう僕は死んじゃうのかな」と死を意識するようになり、毎日、4階の病室の窓から流れゆく雲を見ながら過ごしていました。「もう僕もこの流れゆく雲のようになるのかもしれないな」と悟ったような心境になり、そうしたら現実に見える光景と、火星かどこか他の惑星にいるような映像が重なって見えるようになりました。

そんな不思議な感覚と、やっと流動食が食べられるようになった頃、「そういえばあの手術室に運ばれるまでの間、僕の手を握ってくれたあの夏目雅子似の看護師さんはどうしているだろう？」と気になり、どうしても彼女にお礼を言いたくなったのですが、なぜかあれ以来、その看護師さんの姿を見ることはありませんでした。

病院の看護師さんが「3人も看護師がつくことは絶対にない」と断言！　ということは……

待てど暮らせど彼女の姿が見えないことに業を煮やした僕は、他の看護師さんを捕まえて、「僕が手術室に向かうときにずっと僕の傍にいて手を握ってくれていたあの看護師さんは、もうこの病院を辞められたんですか？　3人いた看護師さんの中の夏目雅子に似た美人の看護師さんです」と尋ねました。

すると、その看護師さんは思いがけない言葉を発したのです。

「えっ、あの日1階の病棟から7階の手術室までストレッチャーで運んでいった看護師は2人だけですよ。保江さんの横についた看護師なんていませんでしたよ」と！

その言葉を聞いた僕は「絶対そんなはずはない!!」と思ったものの、もしかしたら僕が美人の看護師と言ったのでちょっと嫌がらせでそう答えたのだろうと思っていたのですが、それから数年後に、あのときの事実が明らかになったのです。

というのは、それから3年後、念のために別の看護師さんたちにも同じことを聞いたからです。かくかくしかじかで、「どうしてもそのときの夏目雅子に似た看護師さんにお礼を言いたいので、何かご存知ありませんか？」と複数の看護師さんたちに尋ねたら、ちょうど3年前からその病院で勤務しているという看護師さんが、次のように教えてくれました。

「いえ、うちの院長はケチなので、いくら救急の患者さんでも一台のストレッチャーには一人の看護師しか付けません。それが2人も看護師が付いただけでもあなたはよほど特別な患者さんだったんだと思います。まして3人も看護師がつくなんてことは絶対にありませんよ」、そう断言したのです。

そこまで断言された僕は、「じゃあ、あの夏目雅子似の美人看護師さんは人間じゃなくて天使だったんじゃないか。だから他の人には見えてなかったんだ」と確信しました。だから手術室に入る直前に、僕に向かって「あなたは絶対に戻ってこられますからね」と力強く励ましてくださったに違いない、と。

実際に手術は6時間もかかり、いざ開腹したら女医さんの予想どおり末期の大腸がんだったし、しかもリンパ節やいろんなところに転移していたので、「あと1日手術するのが遅かったら腸壁が破裂して死んでいた」と言われるような状態だったわけで、ヘタをすると僕が100%生還できる保証などどこにもなかったのです。

あの夏目雅子似の天使はそのことを知っていたのでしょう。不思議なことに、あのときの彼女の手の温もりは、いまだに僕の手のひらの中に残っています。

抗がん剤も放射線治療も拒否、

医師は「長くて2年、早ければ2ヶ月で再発する」と

手術で大腸を半分ほど切除した後、美人の女医さんから、「あとは抗がん剤と放射線での治療になります」と言われたので、「抗がん剤でがんが治る確率はどのくらいですか？」と質問したところ、女医さんからの答えは「5％です」とのことでした。

そこで僕は「では、いいです。僕には抗がん剤や放射線の副作用は耐えられないし、もう死んでもいいので」とすべて標準治療を拒否しました。

主治医であるその女医さんは、「わかりました。じゃあ約束してください」と僕の考えを受け容れてくれ、そのうえで、毎月、MRI、超音波（エコー）、腫瘍マーカーの検査を続ける条件で経過観察をすることになりました。

今から思えば、普通の医師ならそんなことはあり得ないことなので、天使の看護師さんと同様に、こうして今の僕があるのは、理解ある美人女医さんのおかげだと本当に感謝し

ています。でもそのときに、医師として言うべきことははっきりと言われました。だから必ず毎月

「保江さんの場合は長くもって2年、早ければ2ヶ月で再発しますよ。だから必ず毎月通院検査してください」と。

僕は女医さんに言われたとおり通院を続けながら、それまで「名誉母親」と慕っていた大学のシスター渡辺和子に僕が手術をするまでの経緯と、手術中意識を失っているときに地獄絵図のような場面で白い鳩が出てきたことをお伝えしました。

するとシスター渡辺は驚いた表情で、白い鳩はカトリックでは聖霊を表わしていることとフランスのルルドの奇跡について僕に話してくださり、「聖霊が助けてくださったのだから、マリア様にお礼を捧げるためにぜひルルドに行かれたらいかがですか」と勧めてくれました。

ルルドは、ピレネー山脈のフランス側の山麓にあるカトリックの聖地で、1858年に13歳の少女ベルナデッタが聖母マリアの言葉にしたがって洞窟の土を手で掘るとそこから泉が湧き出し、そのルルドの泉を浴びると奇跡的な癒しがもたらされたことから、毎年、世界中から数百万人もの巡礼者が集まるようになった場所です。

白いドレスを纏った聖母マリアの出現は18回に渡ったそうですが、そのルルドの泉での沐浴や飲水によって、これまでに6～7000人が健康を回復したといわれていて、のち

にノーベル生理学 医学賞を受賞したリヨン大学のアレキシス・カレル医師は、末期的患者が完治した事実は信じがたいとして1902年にルルドを訪れて調査したそうです。するとそこでまぎれもなく、末期の結核性腹膜炎で瀕死の状態であった患者が数時間のうちに目の前で治癒していく事実を知って驚くとともに、他の多くの事例を確認したことから、その経験を『人間この未知なるもの』(三笠書房)に綴っています。

マリア様へのお礼参りと、7%の奇跡的治癒にかけてフランスのルルドの泉へ

カトリック教会が認定したルルドにおける奇跡の治癒例は65例あり、またフランス政府の調査によるとがんの治癒率は7%だそうです。

それを聞いた僕は、「よし、マリア様へのお礼参りをかねて聖地ルルドに行こう。そして7%にかけてみよう」と思い立ち、カトリックの信者ではないけれど、どうせ行くならとクリスマスにルルドを訪ねようと決めました。

その際、シスター渡辺から、「ルルドに行くなら同じ聖地であるファティマにも行かれるといいですよ」と教えていただけたので、クリスマスイブにルルドに、翌日のクリスマ

スにポルトガルのファティマにも立ち寄ることにしました。

飛行機を乗り継いでルルドに向かうとき、ヨーロッパに大寒波が押し寄せていたせいでフランス国内もひどい悪天候でした。最終地点のトゥールーズ・ブラニャック空港に着く直前に、ガタガタと揺れる飛行機の中でふと窓の下を見たら、一条の光が前方に見える尖山に射し込んでいるのが見えました。

「あぁ、きっとあそこが聖地ルルドに違いない」と思い、着陸後レンタカーを借りて、吹雪の中を地図を頼りにその場に向かいました。そうしたら上空から見えた尖山が見えてきて、案の定、その山の麓を越えたところにルルドの町があったので、「これで僕のがんは治る！」という確信のようなものが湧いてきました。

ルルドの駅で紹介されたホテルに着いたものの、街の中は大寒波のせいでほとんど人の気配はなく、宿泊客も僕を含めて３組だけでした。もう夕方だったので、すぐに持参していた水を入れるための大き目のポリ容器を持ってルルドの泉がある場所に向かったら、地元の商店街には観光客がほとんどいないこともあってか、売店のおばさんたちが水を入れるペットボトルや記念の土産物を買ってもらおうと僕に集中的に声をかけてきます。

あまりにしつこいので、商店街を避けて裏道に入ったところ、壁にフランス語で書かれた張り紙をしている家があったので、その単語の意味もわからず、何となく気になったので自分のカメラでその家の写真を撮りました。

そのフィルムを、あとで日本に帰国してから現像してみたら、なんとそこにはマリア様の姿がうっすらと写り込んでいたのです。僕は「やっぱりマリア様が見守ってくださっていたんだ」と感激し、しかも家の張り紙に書かれていた文字の意味を確認したら、僕が何気なく写真を撮ったその家はベルナデッタが生まれた家だったのです。

話をそのときに戻すと、ルルドの泉は、聖母が出現したマッサビエルの洞窟の下にあり、奥に入ってすぐ左側に今でもこんこんと湧く泉の水源があって、そこから引かれた複数の水道の蛇口から水が汲めるようになっています。

僕がその場に着いたときには誰もいませんでした。「これはラッキー！」と思って、複数の水道の中で、僕のラッキーナンバーである3つ目の蛇口に持参したポリ容器を差し入れようとしたら、水を受ける石でできた下の台がじゃまになって、邪口の真下まで差し込むことができません。

「しまった！　これなら小さなホースでもないと水を汲めないな。どうしよう……」と困っているうちに、寒さと身体の痛みも増してきてその場にいられなくなってきたので、「こんな奇跡の水に頼ろうとした僕が間違っていたのかもしれない。もう帰ろうかなぁ」と諦めかけていたそのとき、フランス人と思われる8歳くらいの女の子が僕のほうに駆け寄ってきました。

本当ならもらえなかった水を、
　女の子の姿になった天使が突如、僕の前に現れて……

みぞれが降る肌寒いイブの夜、小さな女の子が一人でルルドの泉の水を汲みに来た――「これはいったいどういうこと!?」。そう思っていると、その子は僕が立っていたすぐ隣の2番目の水道の前に立って、僕のほうを見てニコッと微笑んだので、僕も笑顔を返しました。するとその女の子は、おもむろに水道に顔を近づけたかと思うと、そのまま蛇口に口をつけて水を飲んだのです。そして、水を飲み終わったらまた僕のほうを見てニコッと笑い、タッタッタッとどこかに走り去って行きました。

「あぁ、蛇口に直に口をつけて飲むのは日本の子どももフランスの子どもも同じなんだ」と思ったのと同時に、「いや、待てよ。蛇口の下には出っ張った石の台があったはずなのに、なぜあの子は蛇口に直接口をつけることができたんだ!?」と不思議に思いました。

すかさず他の蛇口を確認したところ、確かにどれも蛇口の下には水を受ける石の台があります。ところが、改めて女の子が飲んでいた隣の蛇口を覗き込んで見てみたら、なんと、そこにあったはずの石の台がなくなっているではありませんか！

「えっ、なぜ!?」と思って周囲を見渡したものの、女の子の姿はもうどこにも見当たりません。ルルドの水を汲めずにもう帰るしかないかと諦めかけていた僕は、そこで「石の台がないならこのポリ容器も入るだろう」と思い、女の子が飲んでいた蛇口にポリ容器をあてがい、そこでやっとルルドの聖水をたっぷりと汲むことができたのです。

ポリ容器一杯に溜まった水を見ながら、「ヤッター！　これで俺も助かるぞ!!」とフッと肩の力が抜けて空を見上げました。するとその瞬間に、目の前の教会の鐘が「カーン、カーン」と午後8時の時刻を告げ、その鐘の音を聞いているうちになぜか僕の目から涙が溢れ出てきました。

本当ならもらえなかった水を、女の子の姿になった天使が突如、僕の前に現れて、あり得ない形で水を与えてくれた……僕にはそう確信できたからです。

もしかしたら、その女の子は当時のベルナデッタだったのかもしれません。いずれにしても、そんなみぞれが降る極寒のイブの夜に、小さな女の子が一人っきりで外を出歩くわけはないはずです。

その後、ホテルに戻ってからも不思議なことが続きました。念願のルルドの水を持ち帰ることができた僕は、ホッとしたこともあって急にお腹が空いてきたので、ホテルのレストランで遅い夕食を摂ることにしました。

「日本人ツーリスト、ルルドの洞窟の中で殺害される」という見出しが浮かんだ恐い体験

レストランでは、僕以外の2組の宿泊者たちも、まだ夕食を摂っていました。一組は老夫婦で、あと一人はフランス人の屈強な身体つきの青年でした。

後からレストランに入った僕は、2組から離れた席に着こうと思っていたら、太ったウエイトレスが僕にボディランゲージでその一人で食べている屈強な青年と同席するように促したので、僕は仕方なく彼と同じ席に座ろうとして、「お隣に座ってもいいですか？」と青年に声をかけました。

すると、彼は僕の言葉を無視するようにまったく無表情のまま。僕は一瞬ムッとしたものの、「まっ、いいや。どうせ一人で食べるんだから」とスパゲティを注文して、黙ってそれを食べていました。

そのうちに、隣の青年がウエイトレスに向かってチョコレートケーキを頼み、ウエイトレスが「コーヒーは？」と聞いたら、いらないと言って水と一緒にケーキを食べ始めました。「変わったヤツやなぁ」と横目で見ていたら、デザートを食べ終わった彼がスクッと立ち上がって、僕の横を通ってレストランから出ていこうとしたのですが、そのすれ違い様に、何かが僕の身体に当たりました。

「えっ、何が当たったの？」と思ったら、それはまるで大きな鳥の翼のような感触でした。そして、最初は僕を無視していたクールな彼が、今度は僕に向かってフランス語で一言だけ喋りかけたかと思うと、そそくさとレストランから立ち去っていきました。

普通なら「お休みなさい」などといった聞きなれた言葉でしょうが、冷静になってあとで思い返してみたら、フランス語の「courage（クラージュ）」という言葉で、それは「勇気を持て」という意味でした。

「彼はなぜあんな言葉を僕にかけたのかなぁ。すれ違い様に僕の身体に当たったのは羽のような感じもしたけど……」などと不思議に思いつつ、僕は夕食をすませた後、部屋に戻ってベッドで眠りにつこうとしていたのですが、時差ボケと興奮でなかなか寝付けません。

そうこうしているうちに、ルルドの洞窟の写真を撮り忘れたことを思い出し、「どうせ眠れないし、シスター渡辺にも報告しなくちゃいけないから」と、また服を着替えてカメラを持ってルルドの泉に向かうことにしました。ルルドの泉がある洞窟の中はとても広い空間になっていて、中央に祭壇と鉄の十字架があって、僕はそこで写真を撮るつもりでした。

その場に着いたら、一人の女性が十字架の前でひざまずいてお祈りを捧げていたので、僕はお祈りの邪魔をしてはいけないと彼女の後ろのほうで待つことにしました。

ところが、10分経っても20分経ってもその女性は立ち上がろうとはしません。30分経ってもお祈りは続き、防寒具を身に着けていた僕もさすがに我慢の限界が近づいてきたので、彼女の前に出ることは控えて、彼女の横に立って撮影をしようと思い、ひざまずいていた彼女の隣に僕が立った瞬間、彼女がスクッと立ち上がったかと思うと、僕の前に一歩進み出ました。

「僕が前に出てきたので怒ったのかな?」と思ってまたしばらくそこで待っていたら、お祈りをしていたその女性は鉄の十字架のところまで登っていって十字架にキスをしたかと思うと身体の向きを出口方向に変えて、こちらに向かってきました。

そして、僕とすれ違う瞬間に、僕の顔を見てものすごい形相で睨みつけてきたのです。

帰りの空港で、雲間から降りてきた一条の光が僕のいる
待合室だけに降り注いでいた

すかさず、僕は知っているかぎりのフランス語を駆使して謝罪の気持ちを伝えようとしたのですが、あまりの恐ろしさで背筋がゾッとして、翌日の地元新聞の見出しがフッと頭に浮かびました。「日本人ツーリスト、昨夜、ルルドの洞窟の中で何者かに殺害される！」という見出しが……。

これは決して冗談ではなく、本当に殺されるんじゃないかと思うほどその女性はとても恐ろしい形相で僕を睨んでいたのですが、新聞の見出しが頭に浮かんだことで、何とか冷静さを取り戻すことができました。

そこで気づいたのは、彼女は僕を睨んでいるように見えたけれど、実は僕の目を見ていたのではなく、僕の背後にいる何かを見据えていて、その視線のまま外に出て行ったのです。

僕はとりあえずその場で写真を撮ったのですが、すぐに出ていくとまた彼女に追いついてしまうので、次の参拝者が入ってくるのをしばらく待って、その集団に紛れるようにし

て洞窟を後にしました。

ホテルに帰ってからも、まるで映画のワンシーンのようにドアの前にイスなどの調度品でバリケードをつくって、あの恐ろしい顔をした女性が入ってこないことをひたすら願いながら、結局、その夜は一睡もできませんでした。

翌朝、ホテルを出てトゥールーズ空港に向かい、空港の待合室に着いたのですが、それまで天気が曇天でどの場所もうす暗かったのが、僕が入ったその待合室だけがなぜか異様に明るいのです。

不思議に思って窓から外を見てみたら、雲間から降りてきた一条の光がその僕のいる待合室に向けて射し込んでいました。まさに、そこだけピンポイントで天の光が当たっていたのです。そのとき、僕は「これもマリア様に導かれているという天の証かもしれない」と思いました。

それと同時に、「それにしても、ルルドの洞窟で僕を睨みつけた女性はなぜあれほど恐い形相で僕の背後を睨みつけていたのか⁉　もしかしたら、僕の背後には見えない何かがいて、彼女の目にはそれが見えたのかもしれない……」と思いました。

いずれにしても、ルルドに来てからもマリア様や天使の恩恵を受けられた実感があって、がんが治る気がしたのです。

そして、本当に治ってしまっていたのですが、後日出会ったカトリック伝道士の方から教えられたのは、ルルドの洞窟で僕の邪魔をしていた女性は悪魔の化身であり、その悪魔の化身から僕を背後で護っていたのがレストランで同席していた白人青年の姿をしていた大天使ミカエルだったということでした。

第3章　人を神様だと思えば奇跡が起きる

ファティマ聖堂のマリア像の下に写っていた白鳩、その後、腫瘍マーカーが正常値に！

小林：前章では、保江先生に大腸がんの手術からルルドに至る体験について語っていただきましたが、ルルドを訪ねた翌日にファティマに向かわれたのですね。

保江：はい。ルルドを後にした僕は、今度はスイス時代の教え子で今はリスボン大学の教授をしている知人男性に手配をしてもらって、予定していたポルトガルのコヴァ・ダ・イリアにあるファティマに向かいました。

ファティマも、ルルド同様、カトリックの聖地の一つです。1917年5月13日、ファティマに住む3人の子どもたちの前に、突如、聖母マリアが姿を現わしてさまざまなメッセージを託すようになり、それをローマ教皇庁が正式に奇跡として認めたことから「ファティマの聖母」、「ファティマの預言」と呼ばれています。

僕がファティマを訪れた日はちょうどクリスマスということもあって、聖堂の周りは大勢の人だかりでした。入口の上には十字架とロザリオを手にした聖母マリアの像があり、僕はカメラの望遠レンズでそれを撮影しようとしたら、なぜかファインダーが一瞬真っ白になり、その瞬間に思わずシャッターを切ってしまったのです。

「しまった、一枚、失敗したな」と思って、2枚目を撮って、帰国後そのフィルムを現像したところ、失敗したはずのフィルムに、何とそのときにはいなかったはずの白い鳩が十字架の下で飛んでいる姿が写り込んでいたのです。

手術のとき、意識が失われていた中で僕が見たあの白い鳩が、ファティマ聖堂のマリア像の下に写っていたというのは、僕にとってはまさに奇跡としか言いようがありません。

ルルドとファティマへのお礼参りから帰った翌週、毎月検査のために行くことになっていた美人女医さんのいる病院に行って検査をしてもらったところ、女医さんがその検査結果を確認すべくパソコンの画面を凝視したまま、僕のほうをなかなか見ないので、「もしかしたらまた無理をして結果が悪くなったのかな⁉」と心配していたら、「保江さん、このデータちょっとおかしいからもう一度検査してもらえますか?」と言うわけです。

僕はいくら検査でも痛いのが苦手なので、「いや、先生、また来月来るのでそのときじゃダメですか。それともそんなに悪くなっているんですか？」と聞いたところ、「いえ、マーカーの数値がよくなっているんですよ」とのことでした。

その言葉を聞いた瞬間、僕の中ですべてがつながって、「あぁ、やっぱり僕はマリア様に救われたんだ！」と確信に変わりました。そして、どうせこの間の事情を主治医に説明してもわかってもらえないと思ったので、僕は「いや、先生、また来月来ますから」と言って病院を出ました。

そして、それ以来6年間ずっと検査を続けましたが、どこにも異常はなく、今日までがんは再発も転移もしていません。

自分も相手も神様と思えば愛で一体化して、
その結果がんが消えることもあり得る

保江：マリア様のおかげで末期がんから生還できただけでもありがたいかぎりですが、何かの能力が開花したのか、僕が長年たしなんできた武術においてもすごい技が使えるようになっていきました。

最初は、岡山で教え子の女子大生相手に愛魂柔術（活人術）の指導をしていたのですが、そのうちに僕の噂を聞きつけて全国から空手家や柔道家などの強者が僕の道場に入門するようになってきました。

本当は女子大生だけを相手にのんびりやっていたかったのが、仕方がないので強者の門人たちを相手にやっていたら、彼らが簡単に倒れてしまうのです。それまで自分の腕に自信をもっていた格闘家たちも「ぜひ弟子入りさせてください」ということで門人が増えていき、今では東京、名古屋、神戸の道場で武術指導（冠光寺流愛魂柔術）をしています。

僕の主治医である美人女医さんにも、「僕の道場では、指一本で大男を持ちあげたりするんですよ」と話をしたら、その女医さんも興味を持ってくださって僕の道場に稽古に来られました。最初は誰でもできないはずなのに、何と彼女は指一本で大の男を持ちあげたので、さすがに僕も驚きました。

もちろん、そのときの僕の教え方もよかったからですが（笑）。それは「人を見れば神様と思え」、つまり、自分も神様、相手も神様と思いましょうという教えです。そうしているだけで、目の前の対戦相手とも愛情でつながって一体となり、こちらの思いどおりに相手を動かすことができるのです。

たとえ自分を殺しにきた相手であっても愛を持って対峙する、僕はこれを「愛魂（あいき)」と呼んでいるのですが、お医者さんも目の前の患者さんのことを神様と思えば、たぶんその患者さんの病気もよくなっていくと思います。

これを僕の専門の素領域理論で説明すれば、相手に愛の祈りを捧げることによって、霊魂が包み込んでいる素領域（素粒子を発生させる空間の最小構成要素）が本来の力を取り戻し、霊魂の働きかけのとおりに機能するようになる。そこで、本人の身体組織の生命活動が霊魂が示す設計図どおりのものとなったことで、その結果、がん組織が消えることもあるのです。

実は、美人女医さんからもこれと同じような話を聞きました。以前、彼女が救急外科に配属になったときに、出身大学医学部の外科教授からこう言われたそうです。「救急外科というのは普通の外科とは違う。普通の外科であれば、ちょっと他の患者さんを診ていてもすぐに命が危うくなることはない。だけど、救急の患者さんはちょっとでも他に目がいっていると亡くなってしまうことがある。それを防ぐのは決して人間わざではできない」と。

そこで女医さんは「では、どうすればいいんですか？」と教授に問うたところ、その先生は、彼女に向かって「救急に来る患者さんはすべて神様だと思えばいい。相手を神様だと思っていたら、その患者さんから決して目を離すことはなく、全身全霊で神様に向き合うだろう。あなたもそのつもりでやってください」と教えてくれたというのです。

美人女医さんは、その教授の教えどおりずっとそのように患者さんに接してこられた。だからこそ、僕が抗がん剤や放射線治療を拒んだことを受け容れてくださり、そして、僕の道場でも同じことを指導していたために、彼女にとって愛魂武術は初体験であっても、相手を神様と思って接する愛魂の極意がすぐに理解できたのです。

実際、僕自身のがん体験からも、相手を神様と思うことによって奇跡は起きたし、マリア様や天使の恩恵も得られました。だから、たとえ重い病気やがんになったとしても、周りの人や主治医がその人のことを神様だと思って接してくれたり、また自分でも神様であることを確信できたならば、病気の回復が早くなったり、がんが自然治癒することは大いにあり得ると思います。

小林：そうですね。先ほどご紹介した船戸先生をはじめ、私ががんになってから出会ってきた統合医療系の先生方は皆さんそのようなお考えでした。

保江：それと、先ほど小林先生ががんの手術をしてからスピリチュアルな感覚が高まったとおっしゃいましたが、僕の場合もまったく同じです。

僕の場合は、気づかない間に末期の大腸がんになっていて、ルルドやファティマに行ったりしているうちにスピリチュアルな体験が次々に起きるようになったのですが、それまではスピリチュアルなことには特に関心もなく、よくわからなかったんです。

それが何となくわかるようになってきたのは、やはり腸を切ったことと関係しているように思います。僕は健常な人に比べて腸の半分を切っていますが、その分、健常な人が失っている何か、生命力のようなものを得られたのかもしれません。

あわや大事故になりかねない状態で僕の車がいきなり関市のインターで降ろされて

小林：ルルドやリボーン洞戸のように奇跡的な治癒が起きやすいところには、何か「場の力」のようなものが働いているのではないかと思うのですが、いかがでしょうか？
保江：リボーン洞戸は岐阜県の関市にあるということですが、実は僕も関市で不思議な体験をしたことがあるので、まずそのことをお話ししたいと思います。
僕が不思議な体験をしたのは、２０１８年10月４日、ちょうど関西国際空港が台風21号で甚大な被害を受けて封鎖された日です。
僕のスイス時代の教え子で、今はジュネーブ大学で教授をしている知人が名古屋の学会に出るために来日するというので、学会の前に彼を高野山に案内しようと関空で落ち合う約束をしていました。

ところが、台風21号が近づいてきていて、彼が乗る予定の飛行機は着陸できそうもありません。そこで僕は、関空はやめて他の空港に着陸する便に変更するように彼に伝え、結局、翌々日に名古屋の中部国際空港に着く便に変更になったのです。

そこで僕の予定が2日も空いてしまったので、前から一度行ってみたかった石川県羽咋市にある「宇宙科学博物館 コスモアイル羽咋」（通称「UFO博物館」）に行くことにして、その後、金沢で一泊することにしました。

予定どおりUFO博物館を楽しんで金沢で一泊してから、翌朝セントレア（中部国際空港）へ向かうために東海北陸自動車道に乗ったのですが、不思議なことが起きたのはその高速道路を走っているときでした。

そこは初めて通る高速道路でしたが、僕はいつものように時速100キロほどのスピードで一気に名古屋まで行くつもりが、ちょうど関市のインターチェンジの辺りに差しかかったら、なぜか無意識に急ブレーキを踏んでインターの出口に向かう側道に向かって急ハンドルを切ってしまったのです。

自分の意思とはまったく無関係に、身体が何かの強い力で引っぱられるような感じだったのですが、出口ギリギリのところでそんな危ないことをすれば大事故になっても不思議ではありません。ハッと我に返った僕は、インターの出口を降りてから車を止め、「なぜこんなところに降りてしまったんだろう？」と不思議でなりませんでした。

そこで、そういえば関市はそれまで僕が何度か気功を受けていた土屋さん（僕が「岐阜のばあさん」と呼ばせてもらっている気功師の女性）の治療院の近くだと気づいて、その日は土屋さんを突然訪ねてご挨拶したのですが、実は以前から「関市で降りたのはどうもそれだけの理由ではないな」とずっと思っていたのです。

まず、台風21号が関西国際空港を直撃し、行き先が中部国際空港に変更になったこと。そして、ふいに羽咋市のＵＦＯ博物館に立ち寄ろうと思ったこと。さらには、高速道路上で時速１００キロ以上のスピードが出ていた状態で急ハンドル・急ブレーキをかけたにもかかわらず大事故にならなかったこと等々を考えると、神様の采配によって関市に立ち寄らされたとしか思えないのです。

なぜかそこだけ光が射していたり、UFOが頻繁に現れるような「特別な場所」

ドイツからオーストリアに車で行ったときにも、ウィーンの森の近くの高速道路で似たようなことが起きたのですが、そのときにもその近くにすごく重要な場所がありました。その場所には、キリストが磔になった十字架という名前のハイリゲンクロイツ教会があったのですが、そうなると、同じように関市にも何か特別な場所があったと考えられるし、だから僕がそんな危ない状況で急ハンドルを切って関市のインターで降ろされたのではないかと思います。

もしかしたら、その特別な場所は、先生の行かれたリボーン洞戸かもしれませんね。

僕はアメリカに行ったときにも同じような体験をしたんですが、そのような特別な場所に共通している点は何かというと、先ほど言ったように悪天候なのにその場所だけ一条の光が射していたり、UFOが頻繁に出現したり、晴れているのに空に虹が出ていたり、キリストの血が祭られている教会が建っていたりと、明らかに他の場所には見られない不思議な現象が起きたり、特別な人物にまつわる建物などが建っていることです。

僕に活人術を授けてくださったスペイン人のエスタニスラウ神父（隠遁者様）に最初に会

いに行ったときも、隠遁者様がどこにお住まいなのか知らないまま、友人と一緒に車で広島県東部の山道を走っていたら、その友人が「あそこだけ光が射しているから行ってみよう」と言ったのでその場所を目指して走っていったら、まさにその光が射していた場所に隠遁者様のお住まいがあったのです。

日本神話に出てくる天孫降臨の地、「高天原」は岡山の蒜山高原だった⁉

特別な場所といえば、つい最近もこんな話を聞いたばかりです。それは岡山県の北部にある蒜山（ひるぜん）という場所で、実は、この蒜山高原が日本神話に出てくる天孫降臨の地、つまり「高天原」だというのです。

僕もそんな話は今回初めて聞いたのですが、それまで、蒜山高原がＵＦＯのメッカだということは、僕も岡山にいる頃から知っていました。

今から十数年前のことですが、矢作直樹先生がＵＦＯを見たことがないとおっしゃっていて、ちょうど僕が勤務していた大学が蒜山高原にセミナーハウスを持っていたこともあって、ＵＦＯ観察のために矢作先生とお仲間を蒜山高原にご案内したことがありました。

そのときにもはっきりとＵＦＯが出現してくれて、皆で「出た、出た、ＵＦＯだぁー」と感激していました。

そのセミナーハウスの近くに、会社経営をしている年輩の女性の別荘があって、聞いた話では、ある日の夜、彼女の別荘の庭先にＵＦＯが降りてきて、ＵＦＯのドアが開いて彼女を招いたそうです。

びっくりした彼女は、知人でサイババブームの火付け役の青山圭秀さんに電話をして「どうしたらいいですか？」と尋ねたら、「何で乗り込まないんですか」と言われたものの、驚きのあまり腰が抜けて、結局そのＵＦＯには乗れなかったそうです。

翌日、青山さんが女性の別荘にやってきて庭を調べたら、確かに芝生の上にＵＦＯが着陸した痕跡が残っていて、おそらく機体の脚の部分だと思われる3本の跡があり、そこの芝生だけが茶色に変色して曲がっていたというのです。

僕はその女性からそんな話をいつも笑いをこらえながら聞いているのですが、それは、彼女の顔がスピルバーグ監督のＳＦ映画『ＥＴ』に出てくる宇宙人の子にそっくりだからです（笑）。

話を矢作先生たちとのＵＦＯ観察のときに戻すと、皆でＵＦＯを目撃しながら騒いでいたとき、蒜山高原のセミナーハウスで料理を用意してくれていたスタッフの女性が、何事もなかったかのように平然として車に乗ってどこかに行こうとしていました。

そこで、僕は彼女が気づいていないのかと思って「すみません」と引き留めて、「あそこにUFOが出ているんですけど……」と声をかけたら、「はい、ここはUFOがしょっちゅう出るんですよ」とのことでした。

地元の人にとっては、そんなことは日常茶飯事で、驚くようなことでもなかったんですね。そんなことがあったのが十数年前だったんですが、実はつい先日、そのセミナーハウスのある蒜山高原に行ってきたのです。

その2ヶ月ほど前に、一人の女性から僕宛にメールが届いて、そこには「蒜山に地元の歴史を調査研究している80歳近いご老人がいて、その方が蒜山こそが天孫降臨の地だと明言されています。ぜひ蒜山に起こしください」と書かれていました。

僕はそこまで読んで「どうせ眉唾だろう」と思って断ろうとしたのですが、そのメールには「私の同級生は蒜山高原の大学セミナーハウスで働いていて、以前、矢作先生らとUFO観測に来られたときに保江先生からお声をかけてもらった女性です」と書いてあったので、「あぁ、あのときの女性の知人の方か。ならば無碍に断れないな」と思って、久しぶりに蒜山を訪ねることにしたのです。

大学教授であり霊能者でもある女性に降りた神様の言葉には、地球の歴史が語られていた

僕が十数年ぶりに蒜山を訪ねる予定をしていたのは、お誘いのメールが届いてから40日後のことだったのですが、その前に京都に立ち寄ってから蒜山に向かうつもりでした。

ところが、途中、知り合いがやっている淡路島の福祉乗馬クラブに立ち寄ったときに、気分よく馬に乗りすぎてお尻の皮が剥がれて痛みで運転ができなくなってしまい、それでしょうがなく蒜山行きをドタキャンすることになってしまいました。

ところが、それからしばらく経った頃、また蒜山の女性から「お身体はもう回復されましたか？　こちらが雪で閉ざされる前にぜひお越しください」というお誘いのメールが届いたので、雪が降る前にと、つい先週、蒜山に行ってきたというわけです。

なので、もし僕が蒜山に行っていなければ、「場の力」について何か僕が語れるとしたら、素領域理論に基づいた説明しかできなかった。ところが、蒜山という特別な場所に導かれたことで、僕も知らなかった貴重な事実がわかったのです。

蒜山では、８０歳前後の古老の男性から蒜山の歴史にまつわるいろいろなお話を伺った

のですが、元々、その方は中学校まで知恵遅れで読み書きができなかったそうです。

それでも、成長するにつれて読み書きができるようになり、一般常識も身に着いたらしいのですが、そんな古老のもとに、今から数十年前に、大学教授でありながら神様の言葉を降ろしている著名な女性から手紙が届いたそうです。

古老はその女性とは面識はなく、手紙には、その女性に毎朝９時から10時までの間に神様から降ろされたという言葉が綴られていて、それを神様から「蒜山の○○という人物に送りなさいと言われたのでお送りします」と書かれていて、その封書は２、３回に渡って人づてに蒜山のお宅に届けられたということです。

僕は古老からその手紙を見せていただきましたが、そこには、地球や日本の成り立ちが詳しく書かれていました。

当初、古老はその内容を読んでとても驚いて、自分で地元の調査を始め、蒜山周辺には『古事記』やそれよりも古い時代の古史古伝に出てくる場所があちこちにあることを確かめた結果、手紙にあった神様のお言葉どおり、「天孫降臨の地は蒜山であり、高天原はここにある」と確信されたのです。

例えば、「岩戸」という地名は昔から天の岩戸と呼ばれていて、近くには「鶏声」（とりごえ）という地名や、天照大御神を祀る「茅部神社」があったり、因幡と美作との国境にある「那岐山」（なぎせん）は伊邪那岐命が天降られた地で、那岐の地名は「命」（みこと）の名が由来と言われ、山頂には那岐神社があったこと。

さらにそれに続く蒜山高原一帯には、「豊栄」（とよさか）、「大蛇」（おろち）、「祝詞」（のっと）などの地名が残っていることなどから、蒜山高原一帯はまさに『古事記』に書かれている内容を彷彿とさせる場所だったのです。

ご承知のとおり、天孫降臨とは、高天原を治めていたアマテラスが子供たちに「葦原の中つ国はすばらしい。行って治めておいで」と言ったのを受けたオシホミミノミコトが、「行こうと思ったら子供が生まれました。その子を代わりに行かせましょう」とアマテラスの孫に当たるホノニニギが、3種の神器（八尺の勾玉、八咫の鏡、天叢雲の剣）を携えて天上界から地上界に降りてきて、途中サルタヒコが出迎えて道案内をします。

神々は「根の国・底の国」でさすらっている

蒜山地方には、このような神話や伝説に由来する数多くの史跡が残っていて、また地元では古くから伝承されていることから、蒜山・高天原伝説はかなり信ぴょう性があります。

しかも、その女性に降りた神様がおっしゃるには、なぜそれが蒜山で起きたのかを理解するには、そもそも「なぜ地球ができたのか」を知る必要があるということで、そのくだりは僕の専門の素領域理論とよく似た内容でした。

ようするに、神様が思ったことは全て現実化するので神様にとってはそれが退屈でおもしろくない、素領域理論だと「完全調和（神様）の世界はすべての対称性が保たれているので変化がまったくない」ということなのですが、古老が受け取った手紙の内容を要約すると、だいたいこんな内容が書かれていたとお聞きしました。

・退屈だった神様は、自分の足を使って山を歩き、自分の手で種を撒いて作物をつくり、自分の口で食べ物を食べる、そんなふうに自分の身体の感覚を使って動ける世界を創った、それが地球だった。

・そして、地球を安定させるために、銀河系や太陽系を創り、その地球の上で神様は自分の身体を使って楽しむようになった。

・そうして地球で楽しんでいるうちに、創った身体（分身）が神様であることを忘れてしまうといけないので、神様自身と神様の分身（分霊）をつなぐ役目の場所を地球上に数ケ所だけ用意しておいた。それが『大祓祝詞（おおはらえのことば）』に書かれている。

＊『大祓祝詞』には、「高天原に千木高知りて（たかまのはらにちぎたかしりて）皇御孫命の瑞の御殿仕へ奉りて（すめみまのみことのみづのみあらかつかへまつりて）天の御蔭（あめのみかげ）日の御蔭と隠り坐して（ひのみかげとかくりまして）安國と平けく（やすくにとたいらけく）」との記述があります。

・この「天の御蔭」が神様自身で、神話ではアメノミナカヌシ、そして「日の御蔭」が地球を成り立たせるために創った太陽神アマテラスなどの具体的な神様の化身で、これによって地球が安定し、安泰になった。
・これらの神々は「根の国・底の国」でさすらいながら、人々の罪穢れを祓い、こうして人間は根の国にいる神様とのつながりを保っている。

神々は「根の国・底の国」でさすらっている、ということは、本来神々は地底にいることになります。つまり、地上にいる私たちが神様とつながるには、地底と地上をつなぐ特別な場所が必要で、だから世界各地に聖地と呼ばれるような場所があるのです。

それは、日本の神社だけでなく、ネイティブアメリカンの聖地、またオーストラリアのアボリジニやニュージーランドのワイタハ族などの先住民の聖地もそうで、そのような場所には昔からＵＦＯが訪れていて、当時の人たちは宇宙人とも交信していたようです。

世界各地に神様とつながりやすい「地球の心臓」がある

保江：その女性に降りた神様によると、聖地と呼ばれるような場所に共通しているのは、その土地が花崗岩でできていて、御影石が地表に出ている土地だということです。御影石は花崗岩の通称ですが、それはマグマが冷えて地上に出てできた火成岩の一種で、石英、長石、雲母などの鉱物からなり、主に兵庫県や中国地方に広く分布しています。

花崗岩には、金や銀などの貴金属や重金属が含まれることから、放射性元素であるウランやトリウムなども含まれていて、そのため花崗岩が広く分布している西日本では大地の自然放射線がとても強いのです。中でも岡山県は、全国的に有名な万成石と北木石が産出される花崗岩の主要産地で、靖国神社の大鳥居や大阪城の石垣に使用される北木石、また備中青御影石という上質な墓石材も岡山県から採掘されています。

神様のお言葉によると、そのような花崗岩地質で地上に御影石が多く露出しているような場所は特に神様とつながりやすいそうで、だからエジプトのピラミッドも花崗岩でできているのでしょう。そして、神様によると、そのような場所は世界各地にある「地球の心臓」であって、日本列島の場合は、岡山の蒜山地域一帯だというわけです。

確かに、蒜山地域の地層はウランを含んだ花崗岩でできていて、蒜山近くの岡山県鏡野町の人形峠には日本唯一のウラン鉱山がありました。またそうなると、岡山という地名自体も、花崗岩が多い大きな山、つまり「神の山」を意味していたと考えられます。

地球の心臓に関しては、ホピ族の長老も「母なる大地から心臓をえぐり出してはならない。それは灰の詰まったヒョウタンと化し、空から降り、やがて世界を破滅に導く」と予言していて、そのヒョウタンとは日本に投下された原爆であり、灰とはホピ族の聖地から白人たちによって採掘されたウランだと考えられています。

人形峠のウラン鉱山は、１９５０年代に採掘を始めて全国の原子力発電所で燃料に利用されたものの、安価な輸入品が安定して供給できるようになり役割を終え、今は採掘されていません。これは、神様とつながる日本列島の心臓にこれ以上負担をかけてはいけないということかもしれません。

また、神様によると、「地球の心臓」がウラン鉱床（花崗岩地層）であるなら、「地球の血液」に当たるのが石油だそうで、世界中の地下から石油を産出し続けているのは、まさに地球の血を抜き続けているのと同じだそうです。

僕は、つい先週、そんな話を蒜山の古老から聞かされたので、神様とつながりやすい特別な場所とは、花崗岩でできていて御影石が地表に露出しているような場所であり、そこは自然放射線が多く、特別な空間になっているからこそ奇跡的な現象が起きやすいのではないかと思うようになったのです。

それともう一つ僕が蒜山に招かれた理由があって、それはその古老が天孫降臨の話とともに、明治維新の知られざる秘話を僕に教えてくれたことです。

幕末時、幕府側には幕府を騙す形で裏にアメリカとオランダがつき、薩摩藩や長州藩には薩長を騙す形で裏にイギリスがついていて、もし幕府側が勝ったら日本は維新後アメリカとオランダの植民地になり、薩長が勝ったらイギリスの植民地になるところでした。

ところが、僕が拙著（ビオ・マガジン刊『語ることが許されない封じられた日本史』）で書いたように、佐賀の鍋島藩が裏で糸を引いて何とか日本の植民地化を食い止めてくれたわけですが、古老の話では、そのとき日本が欧米による植民地化を避けられたのは佐賀の鍋島藩の働きだけではなかったのです。

その女性に降りた神様の言葉と、古老による長年の調査によって明らかになったその理由とは、日本が植民地化を免れたのは、蒜山にある巨大な石の鳥居がある「茅部（かやべ）神社」の存在だったというのです。

日本の植民地化を防ぐために日本列島の「地球の心臓」を死守した蒜山の人たち

茅部神社は、古くは「天磐座（あまのいわくら）十二所権現社」ともいわれたとても歴史ある社です。高さが13メートルもある巨大な明神型石鳥居は、日本一の規模を誇り、この鳥居は文久3年（1863）、当時の氏子が日本一の石鳥居を造ろうと資金1万両を集め、磐座山から一山分の花崗岩を切り出して3年間かけて完成させたものだそうです。

文久3年というのは、まさに幕末、尊攘派が台頭し、薩摩がイギリスと急接近した年です。その頃、陰で欧米列強による日本の植民地化がなされようとしていたのを察知した当時の蒜山の人々は、「日本列島（地球）の心臓」を死守し、日本の植民地化を防ぐためにみんなで花崗岩の山を切り出して、まさに命がけで日本最大の石の鳥居を造られたそうです。

もちろん、今のようにクレーンや重機などがない時代ですから、すべて手作業で大変苦労をしながら巨大な御影石を鳥居の形に加工し、3年間もかけて神様の依代である日本国の心臓をみごとに再生させたのです。

それまで僕は、日本が植民地化を免れたのは鍋島藩と伯家神道の神官高濱清七郎のおかげだと思っていたので、僕の地元岡山にそんな巨大な御影石の鳥居を命がけで造った人たちがいたことを知って、本当に頭が下がる思いがしました。

もちろん、一般の人たちは蒜山が日本列島にとっての「地球の心臓」であり、神様の依代であるということは知る由もありません。ですから、一般的な神社名は茅部神社のままですが、当時は村の代表を京都にある吉田神道の総本山に派遣して、伊勢神宮よりも上の格式を有する「大神宮」にしてもらいたい旨、何度も何度も懇願したそうです。

すると、ようやく何回目かで吉田神道の権宮司が「神様のお告げとあれば……」と言ってくださり、巫女を立ててご神事を執り行ったところ、「むろん、そこが大神宮である」とのご神託が降りたのです。

古老からそのような経緯があったことを聞かされた僕は、日本列島の心臓である蒜山高原の場の力、そして「神の山・岡山」という神様の意図を改めて思い知らされた気がしました。

古老のお話を聞いた後、東京に戻った僕は、さらにそれにつながる話を聞かされました。僕が講演会に出たときに、「先生宛の手紙をあずかったのでこれ読んでください」と手紙と資料を渡されたのですが、そこにもまた、鍋島藩に関する秘話を僕に伝えたい旨が書かれていたのです。

今度は佐賀の方からで、そのお手紙をくださった方から、佐賀県小城市に「岡山神社」という神社があるとわかりました。

僕は、佐賀と岡山はつながりがないはずなのに、あえて岡山神社と名付けたのは、岡山が神の山ということを知っていたのかもしれないと思い、「ご祭神はどんな神様だろう？」と思って確認したら、何と鍋島藩の初代鍋島元茂と二代の鍋島直能がご祭神として祀られていたのです。

鍋島藩と神の山・岡山がこのような形でつながっていたとは驚きですが、これを神様のお計らいと言わずして何と言えばいいのか……。これもつい最近わかったことです。

神様とつながれる「特別な場」は、花崗岩やウラン鉱脈と関係がある

保江：小林先生のご質問の「場の力」というのは、神様とつながれる特別な場であって、おそらくそれは花崗岩やウラン鉱床と非常に関係が深い……。もしかすると、先生が泊まられた関市のリトリート施設（リボーン洞戸）がある場所も花崗岩でできているのかも

しれませんね。

小林：なるほど。だから、そこに滞在しているだけでも気持ちがいいのかもしれませんね。リボーン洞戸の室内も、神社のようなとても澄み切った感覚がありましたから。

保江：ただし、その理由を一般的な物理学の概念で説明しようとすると、どうしても無理があります。だから、シンプルに、そこに御影石があって神様とつながりやすい場、だから癒されると言ったほうがわかりやすいのではないでしょうか。

小林：ということは、何か一つの物質や要素に還元して理屈づけるのではなくて、神様とつながりやすい場所、清々しい土地というのがあって、そこで愛や調和に基づいた生き方をすることが大事で、そうすることでがんも自然治癒することがある、ということですね。

保江：そうだと思います。だから、ネイティブアメリカンたちがそうだったように、ケガや病気をしたら気持ちのいい聖地に行って、ゆっくりと休養したり瞑想する、日本でも縄文時代の人たちはきっとそんなふうにしていたと思いますね。

実際、日本列島の全土の30％、３分の1が花崗岩類でできていて、先祖を祀るお墓も御影石。日本がこれまでいろんな政略や戦争に巻き込まれながらも、欧米列強の植民地にならずに今日まで何とか平和でやってこられたのは、それだけ神様とつながりやすい国土だったからでしょう。

自己暗示や相手を信じることでも奇跡的な現象が起きる

保江：さらにつけ加えると、奇跡的な現象が起きるのは、自己暗示や超能力とも関係しているようです。その点に関して言うと、阪急六甲駅のすぐ近くにあるカフェバーに本物の超能力者がいて、彼自身は超能力とは言っていませんが、僕は何度もそのお店に行って彼のパフォーマンスを見ましたが、それは決してマジックではなくて、彼は間違いなく超能力を使っています。

お店の名前は彼のバーディー（Birdie）という名前をとって「マジックバー・バーディー」ですが、絶対に人力では曲がらない太くて硬いスプーンをあり得ない形にいとも簡単に曲げて見せたり、割りばしなども折らずに曲げたりするんですね。

僕とバーディーさんとの対談本が最近出版され（『マジカルヒプノティスト　スプーンはなぜ曲がるのか?』明窓出版）、その中で彼自身が述べているのですが、彼のお店に来て信じられない現象を見た人や取材に来た人は、「どうやればそんなことができるのか？」と誰もが理屈で理解しようとするそうです。

でも、彼に言わせると、理屈じゃわからないし、自分でもなぜできるのかわからないので、仕方なく嘘八百答えるそうです。とりあえず何か答えなくてはいけない場合、彼は「念じるんです」と言っているそうですが、では、念じれば誰でもできるのかといえばそうとも言えない。

これは、僕ががんから生還したことや愛魂武術の技と同じで、理屈で説明したとしても決して同じ結果が出るとは限らないわけです。だから、対談の最後には、「結局、僕たちはいい加減なことを適当に言っているだけなんだけど、それでいいんじゃない」と言って笑ったわけです。

二人の共通した結論は、例えば、がんになった人が何としても治りたいと思ったら、医者でも霊能者でもいいんですが、患者さんがその人のことを心から信頼し、「この人の言うことは何でも受け入れよう」という関係になって、その人が言うことを素直に信じて実行したらがんも治るだろうということです。

現に僕の場合も、主治医の美人の女医さんを信頼できたことから次々と奇跡的なことが起きていったわけで、いちばん大事なことは、相手のことを信頼し、心から愛せるか、ということなんじゃないでしょうか。自分の好きな人がこんなことをしてくれた、そう思えるだけでも事態が好転していきますから。

小林：確かに、同じ薬でもAという医者が処方したらよくなるけど、Bという医者の場合には効果が出ない患者さんがいたりして、医者と患者さんとの関係性によって治療効果に差が出たりすることがあります。これは私の知り合いの医師も同じことを言っていました。

同じ薬でも、医者がどういう気持ちで選ぶか、そして患者さんがどういう気持ちでそれを受け取るかによっても効果が変わってくるのかもしれませんね。


「この先生なら信頼できる」と思えれば、その時点で病気も自ら治っていく

保江：ようするに、その人やその人が言っていることを信じられるかどうかですね。バーディーさんの場合も、彼がまだ子供の頃にテレビでユリ・ゲラーが出てきて、「あなたが曲がると思えばスプーンは曲がる」と言いながら実際にそれを見せてくれ、バーディーさんも素直にそう信じてやってみたら曲がった、それがそもそものきっかけだったそうです。

小林先生の場合も、最初に船戸先生に電話をかけて、その場で「あぁ、この先生なら信頼できる」と思われた、だからもうその時点で治るんです。しかも、神様とつながりやすい場に行けば行くほど、神様に対してすべてを託せるようになって奇跡的な治癒が起きやすくなる、これを僕は神様への「全託」と呼んでいます。

小林：神様への全託ですか。

保江：はい。神様に全て託して、御影石が地表に出ているような場所に1週間もいれば、がんも治る可能性が高い。ただし、その場に不調和なテレビやスマホがあったら、なかなか全託にはなりませんが……。

小林：あぁ、だから、リボーン洞戸にはテレビやパソコンもないし、スマホも持ち込み禁止なんですね。そういえば、船戸先生も、医者という枠を超えた何か超越的な存在になっています。

保江：そこにあるのは、全託できる信頼と愛だけなんでしょう。

ところで、バーディーさんの場合は、ユリ・ゲラ―のようになりたいと思って超能力が学べる学校に行こうとして探したら、日本にはそんな学校がなかったので、催眠術を学ぶ学校に行ったそうです。

だから、彼の場合は、相手との間に信頼感が築かれていなくても、お客さんがお店に入ってきた時点でその瞬間に催眠をかけられるのです。よく、相手にトランプを渡して「好きなカードを選んでください」と言ってそれを当てるマジックがありますが、バーディーさんがやるときには、例えば「ハートの7」ならそのカードを相手が選ぶように催眠をかけているのだそうです。

もちろん、相手は催眠をかけられているなんて思ってないし、自分がハートの7を選んだと思っている、だから「えっ、何で当てられるの？」とびっくりするわけです。

彼が言うには、この催眠術は女性をくどくときや対人関係全般に使えるそうですが、相手が自分の身に危険を感じたときには安全装置が働いて自動的に催眠が解けるので、催眠をかけたからといっても完全に相手をコントロールできるわけではないとのことでした。

バーディーさんによると、宗教に対する信仰心やイエス・キリストが起こしたさまざまな奇跡にしても同じで、すごいカリスマ的存在が自分にありがたいお言葉をかけてくださったという畏怖と高揚した気持ちが奇跡を生む、つまり、奇跡は本人自身が起こしているということです。

なので、もしも今イエス・キリストのようなスーパースター的な政治家が現れて、「もう新型コロナウイルスによるパンデミックは終息しました」ときっぱり断言したら、感染拡大や人々の恐怖心は収まるかもしれません。

第4章　あなたにも奇跡的治癒は起きる

医師は患者さんのプラセボ効果を最大限に発揮させてあげることが大事

小林：前章では、誰でも素直に信じることができればがんの自然治癒やスプーン曲げなどの不思議な現象も起こせる、ということについて保江先生からお話をいただきました。それに関連して言うと、医療でも「プラセボ効果」というものがあります。プラセボ効果とは、有効成分が含まれていない偽薬によって症状の改善や副作用の出現が見られることですが、ようするに偽物の薬でも本人が本物だと信じ込むと効いてしまう。これは、薬を飲んだという安心感が自然治癒力を引き出しているともいわれています。

ですから、薬が保険適用になるためには、本物の薬と偽物の薬の比較をする必要があって、その際、プラセボ効果が出ないように、偽物の薬と本物の薬が外見上見分けがつかないように準備され、実際に投与する医師も本物か偽物かわからないようにします。

そこまで厳密に管理しないと治療効果に影響が出てしまうからですが、中部大学教授である大門正幸先生がご自身の著書の中でプラセボ効果の一例を紹介されています。それによると、報告したのは心理学者のブルーノ・クロッパー氏で、悪性リンパ肉腫におかされたライト氏が、次のような経過を辿っています。

・ライト氏は、寝たきりで身動きができないほどに病状が悪化しており、医師の診断では2週間の余命だと判断されていたが、幸いにも新薬が開発されたことから、彼は主治医に頼み込んで投薬をしてもらった。

・効果は劇的で、肉腫はみるみる小さくなり、10日後には消失した。しかし、その後、その新薬の効果がないというニュースが流されると、そのことを新聞で知ったライト氏の病状はあっという間に悪化して、2ヶ月ほどで元の状態に戻った。

・あまりにも気の毒だったので、主治医がライト氏に「新聞報道は間違いだった」と嘘をついてあげた。そして、「新薬」と偽って蒸留水を注射したら、再び元気を取り戻した。

私の患者さんでも似たようなケースがありました。その方は胆管がんの50歳、男性の方で、私は年齢も近かったのでとても仲良くさせていただいていました。

その方の状態が悪化して緩和ケアに入院し、歩行もできなくなり、日に日に状態が悪くなっていったのです。入院中も私に会いたいと言われたので、できるかぎりお見舞いに行って励ましてきました。入院中でも可能な範囲の手助けをしていたら、みるみる元気になって歩けるようになり、なんと病室でスクワットをするまで回復したので、主治医もとても驚いた様子でした。

その後、主治医から「緩和ケア入院を終わりにして、退院にしましょう」と言われたのですが、どうやら本人にとってはそれが相当なショックだったようで、とても動揺して気持ちが落ち込んでしまいました。よほど緩和ケア入院が癒しにつながっていたのでしょう。そして、あれほど元気だったのに、彼は帰宅した途端に病状があっという間に悪化して、すぐに亡くなってしまったのです。

このケースでは、人間の意識と身体の関係がここまで密接に関連するのだと改めて気づかされたのですが、いずれにしても、名医は自分が意図していなくてもプラセボを使っていることは確かです。

ただし、中には、逆プラセボ効果を使ってしまう医師もいるので注意が必要だと思います。これは実際にあった話ですが、「このがんにはこの抗がん剤が効かない。ただ、他に治療法がないので副作用が強い抗がん剤だけど、これをやるしかない」と患者さんに説明している医者がいました。

もちろん、そう説明しないと後で訴えられる場合もあるので、主治医の気持ちは痛いほどわかるし、これまで私も同じ説明をしてきたかもしれません。でも、この説明には「効かない」ということと「副作用が強い」ということが強いメッセージとして含まれてしまっているので、おそらく効かないし、副作用も強く出現するでしょう。

医者である私たちは十分に注意しながら、プラセボ効果を最大限に発揮させてあげられるように努力することが大事だと思います。


フランスの医学部の授業の中には、患者をいい意味で騙すための演劇論がある

小林：先ほど保江先生がおっしゃられように、相手のことを神様だと思って全て委ねることができると、もしかしたらそれだけで病気が治ることもあるんじゃないかと思います。
保江：はい。だから、信じる対象は何でもいいと思います。その人が信じられるものなら、それがルルドの水でもいいし、マリア様でもいいし、もちろん、主治医でもいい。
その点、昔のお医者さんは、患者さんから信頼されるような人が多かったですよね。患

者さんから慕われているお医者さんは、普通のおじさんとは違って、人柄がよくて器も広く、しかも医師としての威厳があります。

僕が小さい頃、熱を出して家で寝ているときにも、近所のかかりつけのお医者さんが家までやってきてくれて、手際よく解熱剤を注射してくれて、その一挙手一投足が子供心に「この人はすごいな!」と思えるような雰囲気を醸し出していました。頼もしく、恰好よくて、それだけでも治るような気がしたものです。

きっと、権威の中にも全託させる何かがそこにあったのでしょうね。そんなお医者さんにかかっていれば、たぶん患者さんの治りも早い。ところが、今はパソコンの画面ばかり見て、患者の顔を見ていないお医者さんが多い。だから、薬を出されてもたぶんあんまり効き目がないんじゃないでしょうか。

それだけ患者さんに信頼されるような接し方が大事だということですが、実際、フランスの医学部の授業の中には、演劇論があるのをご存知ですか!?

余命幾ばくもない患者さんであっても、それを本人に悟られないように「大丈夫ですよ。必ずまた来年の桜が見られますよ」などと希望を持たせる言葉がけをする。つまり、いい意味で患者を騙すテクニックが大事で、それを演劇論で学ぶわけですが、これはフランスの医学部では必須科目になっています。

小林：へぇー、そうなんですか。

保江：はい。その点、小林先生はご自身ががんになられてがん患者さんの気持ちもわかるし、いろんな患者さんや尊敬できるドクターに出会って医療の基準が患者さん本位に変わったというすばらしいバックグランドがあるので、きっとそれが患者さんにとってもプラスに働くと思います。

小林：先ほどの船戸先生も腎臓がんだったのですが、それを克服されて「がんというのはギフト」だと言われています。

保江：そうなんですか。だから、その場にいるだけでも患者さんに信頼されるんでしょうね。ちなみに、バーディーさんによると、催眠術でもプラセボ効果のようなことは起きるそうです。彼のお店のお客さんに中学校の校長先生がいて、その先生に頼まれて300人の生徒を前に、彼がスプーン曲げのパフォーマンスをしたときの話です。

あらかじめ校長先生から「皆が恐がるといけないので、催眠術とか超能力という言葉は使わないで」と言われていた彼は、生徒全員に学校が用意した普通のスプーンを持ってもらい、「これからスプーンを曲げます」と言ったそうです。

奇跡を起こす力や超能力は、本来、誰もが持っている

保江：そこで素直にバーディーさんの言葉を信じる人はほとんどいないそうですが、その前に彼は、「これが僕が曲げたスプーンです」といってあらかじめ用意しておいた曲がった形のスプーンを生徒たちに見せました。

そのうえで、次に新しく用意されたスプーンを曲げようと思ったら、その瞬間、生徒たちの間から「キャー!!」と言う叫び声が聞こえたのです。

何事だろうと思ってバーディーさんが見た目線の先には、彼がスプーンを曲げる前に、もうすでにスプーンを曲げてしまった女生徒がいて、「キャー!!」と言う叫び声はそれを見た隣の女生徒がびっくりした声だったことがわかって、さすがに彼も驚いたそうです。

しかも、それが他の生徒にも連鎖して、バーディーさんはまだ自分のスプーンを曲げてもいないのに、その場にいた30人近くの生徒が手に持っていたスプーンをグニャと曲げてしまって、もはや収集がつかなくなったというのです。

どういうことかというと、バーディーさんが生徒たちに見せた曲がったスプーンを見て、「スプーンってそんなふうに曲がるんだ」と素直に生徒がそう思ったから、そうなっ

たのです。つまり、100%そうなると信じた生徒がスプーンを曲げられたわけで、それを見た生徒も「あの子ができたなら私もできる」と思えた、だから同じ現象が連鎖していったのです。

ようするに、スプーン曲げなどの魔訶不思議な現象は、才能がある人が努力によってできるのではなくて、誰もが本来持っている能力だということです。これが人間は皆神様だという意味で、誰でも自分が100%信じきれたときに奇跡的な出来事が起きるということです。

小林：確かに、代替療法をやっている患者さんたちの間でも同じようなことが起きています。ある療法でよくなった人のケースを見て、自分も同じようによくなるんじゃないかと思ってやってみたら、実際によくなっていく。

一方で、「あれがいい、これはよくない」などと頭であれこれ考えてしまうタイプの人は、なかなかうまくいかないことが多いですね。

保江：素直な人ほどプラセボ効果が高いということでしょうね。中近東かどこかの医療資源がまったく手に入らない地域で、患者に何も与えられないので、医師がただの飲み水を「これが薬だ」といって地元住民に与えたところ、その地域の人たちの病状が改善したという例があるそうです。そのようにしてでも患者さんを助けようとするのが、本来のお医者さんの姿なんでしょうね。

小林：それはまさに、愛が生んだ究極のプラセボ効果ですね。

保江：バーディーさんも言っていましたが、なぜそんなことが可能なのかというと、顕在意識ではなくて、相手の潜在意識（無意識）のほうにその人にとって望ましいメッセージが入れば、自然治癒力や生命力が高まるからです。

特に、無邪気な子供たちは潜在意識に入りやすいし、日常ではあまり起こらないことも潜在意識に入りやすくて、いくら顕在意識では「そんなことはあり得ない」と思っていても、相手のことを心から信頼していたり、理屈では説明がつかない現象を見たりしたときには潜在意識にスイッチが入って、普通ではあり得ないことが起きるんですね。

私が催眠療法で見た2つの過去世のイメージ（小林）

小林：催眠といえば、私はがんになってから催眠療法（ヒプノセラピー）を受けました。がん患者さんは死に対する恐怖と向きあうようになりますが、私も同じ恐怖があったので、死の恐怖を克服するためにいろんなところに行きました。その中で、神奈川県にあるイーハトーヴクリニックの萩原優先生の催眠療法を受けてみたんです。

そうしたら、自分の前世が2つ見えてきました。一つは貧しい農民、2つ目は負け戦に駆り出された兵隊です。農民の前世では、暗い中、ぬかるんだ田んぼや畑のあぜ道をわらじをはいた自分がトボトボ歩いていて、強い孤独感と貧困に覆われていました。

2つ目の兵隊のときは、馬に乗っていました。そこは中国なのか日本なのかわかりませんでしたが、とにかく、負け戦なのに無理やり駆り出されたことだけはわかっていました。馬で突進していくと、私に向かって火のついた弓矢が放たれて私の喉付近に刺さり、「そりゃ、死ぬよな」と言い残して死んでいきました。

でも、この兵隊の前世を思い出して、自分の中ではすごく楽になったのは確かです。なぜかはわからないけれど、どうしても苦手なものの理由がわかったからです。実は私は上から指示されるのが本当に苦手でした。

大学の医局でも、人事で簡単に移動させられることに耐えられませんでした。他の医者は医局の人事を普通に受け入れているのに、私はどうしてもそれが嫌だったので、ずっと違和感を抱えたまま過ごし、とうとう医局を飛び出して自由診療の道を選んだのです。

たぶん、前世でむりやり負け戦に駆り出されたことで、今回の人生でも上から指示されることにすごく抵抗があったんだと思いますが、潜在意識の世界に入ってネガティブな感情を解放できれば、そのような記憶や死に対する恐怖も克服できるのかもしれません。

保江：それはイメージの力ですね。バーディーさんが最後に真面目な顔で僕に話してくれたのは、まさにそのイメージの力でした。曲がったスプーンをイメージできた人だけが、スプーンが曲り、それをイメージできなかった人はスプーンは曲がらない、と。

イメージは右脳の働きで、その右脳のイメージ力を小さい頃から引き出すことで超常的な能力を開発する教育を実践・提唱してこられたのが、七田眞さんの「七田式幼児教育」ですが、その子供たちは自分の親のがんさえもイメージ力で消したりしていたそうです。

ということは、お医者さんや患者さん自身が、がんが治癒した状態をイメージすることが大事で、それができればがんも治るんじゃないでしょうか。

小林：はい、確かにそう思います。今はいろんな情報が氾濫していて、それに囚われてしまうと、本来持っているイメージの力を使えなくなってしまうので、情報に振り回されないことが大事なんでしょうね。自分の病気について調べすぎるとマイナスに働く場合があります。よく患者さんは自分に似た病態の人のブログを読んだりするのですが、その人の状態が悪化したり、亡くなったりすると落ち込んで、ネガティブな情報が頭にこびりついてしまうんです。私もよく人のブログを読んでいましたが、気持ちが落ち込むことが多かったので調べることをやめました。

保江：特に今の若い人たちはガチガチに情報を入れられているので、イメージを使う機会がほとんどなくなっている。それだけに、小林先生のようなお医者さんが、フランスのお医者さんたちのように演技力をフルに発揮して、ぜひがん患者さんの潜在意識のスイッチを入れてあげてください。

奇跡的な治癒をとげたがんのサバイバー

小林：わかりました、潜在意識が変われば自己治癒力や生命力が高まる、ということですね。先ほど言ったように、私が自分のがんを発見してすぐに頭に浮かんだのが、末期がんから回復しているサバイバーの人たちのことでした。

彼らの生き方にがんを克服するヒントがちりばめられているに違いない、「いったい彼らは何をしてきたのだろう？」との思いからいろんな方々にお会いした結果、彼らの生き様をとおしてさまざまなヒントが得られました。

そこで、その中から3人のサバイバーをご紹介したいと思います。

まず、一人目は、杉浦貴之さん（通称、タカさん）です。タカさんの存在は、『メッセンジャー』というがんサバイバーの方の記事をまとめられていることなどをとおして、以前から知ってはいました。

タカさんは28歳のときに特殊な腎臓がんを宣告され、両親には、余命は「早くて半年、2年後の生存率０％」と告げられていたそうです。そして、その状態から奇跡の復活を遂げて、現在は『メッセンジャー』というがんの情報雑誌の編集をしながら、シンガーソングライターとして全国で活躍されています。

私はがんになる前までは、「医者」という殻に固められていて、タカさんの開催しているイベントなどに参加しようという気持ちは起こりませんでした。

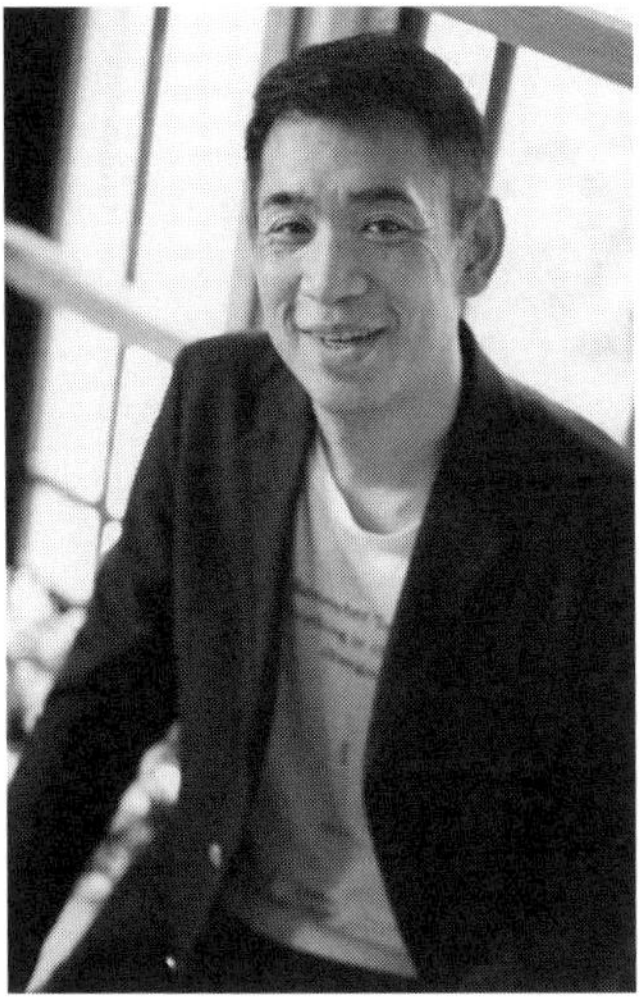

タカさんこと杉浦貴之さん

いや、むしろ、医者である私がそこに参加することによって、「クリニックの宣伝に来ている」などと白い目でみられるのではないかと思って、内心避けていたというのが正直な気持ちです。

しかし、自分ががんになったら、見栄やプライドで包まれていた医者という殻が音を立てて壊れていき、「周りから変に思われるんじゃないか⁉」という不安もかき消されていきました。人の目を気にするどころじゃなかったのです。

私は何かに突き動かされるように、がんを発見した2週間後に職場の近くで開催されると知ったタカさんのトークライブに参加しました。でも、ライブハウスの中では、できるだけ目立たないように30人も入らいない狭い会場のいちばん後ろの隅っこに座りました。できるだけ自分が医者だと悟られないように、こっそりと……。

いよいよ、タカさんのライブが始まりました。とても温かい雰囲気に包まれていたこともあって、なぜか私はその場にいるだけで何となく大丈夫だと思えました。

普段、私は自分の感情を表に出すことはないのですが、タカさんの歌は一曲一曲、私の心の奥に突き刺さって、中でも『大丈夫だよ』という曲を聴いたときには涙がとめどなく溢れてきて止めることができず、気づいたら隅っこで一人で嗚咽していました。

そのときのライブでは驚きの連続でした。一つは、ある患者さんがそのライブ会場で一緒に歌っていたことです。その方は採血のときですら震えてしまうくらい怖がりの人でした。その方がなんと、仲間と一緒にステージでコーラスを歌っているではありませんか。満面の笑顔で生き生きとしている姿を見て、「人間って、仲間がいるとこんなに変われるんだ！」と驚きました。

　また、そのときのライブでサックスを吹いていた方も、膵臓がんで治療中だとのことでした。診断されてから1年経っているのに、膵臓がんとは思えないほどに元気で、力強くサックスを吹いている姿を見て、「がんの治療中でもこんなにも輝いていられるのか」と私は信じられない気持ちでした。

　そして、ライブが終盤に近づいたとき、5、6人の人がステージで元気に楽しそうに歌を歌い始めたので、私は「きっとがん患者さんの家族の人だろうな。元気そうで羨ましいな」と思っていました。ところが、後から聞いたら、実はみんながんのサバイバーだとのこと。

　私はそこでもまた驚きました。がんになったら死に向かって元気がなくなっていくし、たぶん自分もそうなるだろうと勝手に思い込んでいたからです。

　タカさんのトークライブに参加して、私の考えは一変しました。がんになってももっと楽しんでいいんだ、決してまだ終わりじゃない。そして、この素敵な仲間たちを見ればわかるように、どんな状態であっても必ず元気になれるヒントがたくさんあるんだ、と！

皆で楽しく歌を歌うことで愛情ホルモン・オキシトシンが出て健康になれる

小林：私はライブ後、「タカさんの仲間はなぜ元気で経過が良い人が多いのか？」と自分なりに考えてみました。その理由の一つとして、「オキシトシン」が関与しているのではないかと推測しました。

ご承知のとおり、オキシトシンは「幸せホルモン」「絆ホルモン」などとも呼ばれる脳内ホルモン（神経伝達物質）で、痛みやストレスの軽減、免疫力などにも関連しています。

そこで、タカさんのライブの前後で唾液中のオキシトシンを計測したら、なんと7人中6人の唾液中のオキシトシンが上昇していることがわかりました。

信頼できる人や気のあう仲間たちで一緒に食事をしたり、皆で楽しく歌を歌うことなどでもオキシトシン量が増えることがわかっていますが、その意味で、タカさんのトークライブは、立派な補完代替療法だといえるでしょう。

このような音楽による癒し効果について、保江先生はどのように思われますか？

保江：音楽が人間の本質に響くという話は、キリスト教でもよく知られています。中世は男性だけの修道院でしたが、彼らは厳しい戒律を守りながらとても質素倹約な生活を続けていたので、病気になる人もけっこういたようです。

そんな中、ある修道士が修道院の中の雑役を担っていた寺男たちが皆で歌を歌っていたことに興味を持ち、彼らになぜ歌を歌っているのか聞いたところ、「皆で歌を歌いながら働いていると捗るし、丈夫で元気にいられるから」と答えたそうです。

それを知った修道士は、修道士たちに讃美歌を歌わせるようにしたところ、病気になる人が減ってきて、みんなどんどん元気になっていったのです。特にハーモニー（和音）が奏でられるときは効果が高く、病人が出たらその周りを囲んでみんなで讃美歌を歌って癒していたそうで、それが連鎖して各国の修道院に広がっていったのがグレゴリア聖歌だそうです。

その効果については、アメリカの専門雑誌でも取り上げられていて、グレゴリア聖歌を歌いながら作業をしたグループと歌わずに作業をしたグループを比較したところ、前者のほうが作業能率がよく、かつ健康度も優位に高かったそうです。

特に、天使のような歌声を持つ子供たちによって奏でられるグレゴリア聖歌は、他の讃美歌よりもかん高い音なので、たぶん高周波倍音も関係しているんでしょうね。

そんなふうに、声の周波数やリズム、そして皆で歌うことの総体的な作用として癒し効果がもたらされるのではないかと思います。

その点、祝詞にも同じような効果があります。僕が継承させていただいている祝之神事（はふりのしんじ）で巫女さんと一緒に祝詞を奏上するのですが、そのときに僕たち二人の声だけではなく、別の音が合わさるようにして響き渡ります。

たぶん、それが神様とつながったときの音、響きなんだと思いますが、だからこそ、その場で癒しや浄化が起きるし、きっと神様も喜ばれているのでしょう。

祝詞と同じように、言霊や前向きな言葉にも効果があって、僕の知り合いで博多に三角先生という内科のお医者さんがいるのですが、彼は鍼灸もなさっていて、診察に来られた患者さんに目の検査だからと伝えて、「この文字を読んでみてください」と一枚の紙を手渡しています。

その紙には「今日は気分がいい」、「私は気分爽快だ」、「きっといいことが起きるに違いない」などという文字が書いてあり、それは目の検査表のように大きい字から徐々に小さな字になっていて、その言葉を患者さんに声を出して読み上げてもらうのです。

そうすると、患者さんはそれだけで気分がアップして、中には何も治療を受けずに元気になって帰っていく人もいるそうです。

このように、声に出して前向きな言葉を唱えているうちに、顕在意識では「自分は具合が悪い」と思っていても、潜在意識には「自分は元気なんだ」という情報が入って、元気を取り戻すことができるのです。

オキシトシンに関して言うと、名古屋市内でクリニック徳の院長をされている高橋徳先生が、ストレスやオキシトシン研究の専門家で、僕も徳先生と対談させていただいたことがあります（『最強免疫力の愛情ホルモン「オキシトシン」は自分で増やせる！！』明窓出版）。

オキシトシンは気の合う仲間と一緒に楽しく歌ったり、踊ったりすることでもたくさん出る、だから昔から皆で輪になって行う「盆踊り」が続いてきたんでしょう。なので、ぜひこれからもそんな楽しいお祭を残していってほしいですね。

どんな人がオキシトシンの量が多いかというと、僕が英雄スイッチについて書いた本（『人生がまるっと上手くいく英雄の法則』明窓出版）でも触れましたが、英雄の条件の一つは「愛」で、英雄は愛情深い、つまりオキシトシンがたくさん脳内に出る人、出やすい人だと思います。

言い換えれば、あの世に通じている「果てしない愛」こそが脳の状態を変え、それによって、脳内にオキシトシンという物質が生まれる、ということです。

愛情ホルモン・オキシトシンと精神的な高揚感が得られる「添い寝セラピー」

保江：これはある大学病院の先生から教えてもらった話なんですが、「同じ内科の診療でも、なぜか水曜日の午後だけ外来の男性患者さんがいっぱい来る」という話があって、実はその理由は、水曜午後の担当医が若くて美人の女医さんで、彼女がミニスカートを履いているからなんだそうです（笑）。

しかも、その女医さんに診てもらった患者さんは、他の内科医に診てもらった患者さんよりも治りが早いそうで、中には治っているのにまだ通院してくる患者さんもいるとか（笑）。

他にもこんな話があります。僕も知っている銀座でアンチエイジングに特化した医療を提供しているクリニックでは、受付では若いミニスーツの女性が笑顔で出迎えてくれ、看護師さんたちもみなさん膝上のミニスカートを履いています。

なぜそんな取組みをするようになったかというと、そのクリニックのドクターが医局を出て地方の病院に配属されたときに、医者らしくないとても斬新な取組みをした体験があったからです。

そのとき、彼がいた病棟の入院患者さんたちはあまりにも治療効果が上がっていなかったので、彼がふと思いついて、入院している男性患者さんに「ここだけの話、ここの看護師さんはお尻を触わってもいいらしいよ」とこっそり告げたところ、しばらくして看護師長が「先生、患者さんに何か変なことを伝えたんじゃないですか!?　先生が赴任されてから看護師のお尻を触る患者さんが増えたんですが」と詰め寄るほどみんな看護師さんのお尻を触るようになったのです。

その結果どうなったかというと、入院患者さんたちがどんどん元気になっていって、もう退院してもいいのに「まだもっと入院していたい」という患者さんまでいたそうです（笑）。

そのドクターが開業したのが銀座のアンチエイジングクリニックなんですが、彼によると、今のところ男性患者さんが多いこともあって、その人たちにアンチエイジング医療を提供するうえで大事なのは理屈じゃなくて、まず若くて初々しい女性が出迎えることが大事で、だから女性スタッフにはミニスカート手当まで出しているということでした。

もちろん、その効果はてき面らしく、たぶんそのうちに女性専用のジャニーズ系のホストが対応してくれるアンチエイジングクリニックもできるかもしれませんね（笑）。

抗がん剤を打つ場合でも、男性患者さんには、できれば若いミニスカートの女性看護師さんの膝枕の上で注射を打ってもらえば、効果てきめんだと思います。

小林：確かに（笑）。ホルモン分泌も促すでしょうから、それはアンチエイジングに限らず、医療全般に応用できるでしょうね。特に、がんになると肌のふれあいを避ける傾向があるので……。

実際、抗がん剤治療を受けてヘロヘロになりながらも、タカさんは友達と一緒に夜の街に行って元気を取り戻していますから、やはりそのような肌のふれあいが大事なんでしょうね。

保江：肌のふれあいはとても大事で、僕は胎内記憶研究をされている産婦人科医の池川明先生とも対談をさせていただいたのですが、そのとき、生命力を高めるには「添い寝」がいちばん効果がありますねという共通の結論に至りました（明窓出版刊『胎内記憶と量子脳理論でわかった！『光のベール』をまとった天才児をつくるたった一つの美習慣』参照）。

添い寝をすることによって、男女の性差を超えた愛による一体化が起きて、その結果、オキシトシンがたくさん出てお互いの生命力が高まるんですね。だから、これからはもっと積極的にプラセボ効果を活用すると同時に、ぜひとも「添い寝セラピー」をやってほしいと思います。

小林：プラセボと添い寝セラピー、それはいいですね（笑）。

保江：寄り添う人が知的なタイプの女性であればあるほど、性別を超えた知的な満足感も得られます。実際、京都の芸子さんや銀座の高級クラブのホステスさんたちはとても知的で、会話をしているだけで精神的な高揚感が得られます。

そのような女性は、昔から社会の中で、ある意味、癒しをもたらすプロのセラピストとして活躍されてきたわけですから……。

小林：保江先生が提唱される添い寝セラピーによって、性差を超えてオキシトシンと精神的な高揚感が得られるとしたら、それはまさに生きがい療法といえるかもしれませんね。これまでの医療ではそのようなファクターがなかったので、これからの医療ではそうしたことも取り入れていってもいいのではないかと思います。

保江：ぜひ、がん患者さんのためにも、小林先生が率先して生きがい療法の一つとして添い寝セラピーを提供してあげてください。

小林：はい、前向きに検討してみたいと思います。

第5章　がんのサバイバーに共通していることとは？

笑いヨガでステージ4のがんが消えたひでねぇ

小林：引き続き、私が出会ったがんのサバイバーの方々をご紹介したいと思います。次は、杉浦貴之（タカ）さんを通じて知り合った、北海道にお住まいの櫻井英代さん（通称ひでねぇ）です。

ひでねぇは原発不明のがんで、腹膜播種、胸膜播種、腸閉塞でステージ4でした。いちばん状態の悪いときは全然ご飯が食べられず、栄養状態を示すアルブミン値が1.9とひどい状態で、貧血もとても強くて、週に1回輸血してようやくヘモグロビンが7.4。ヘモグロビンは7を下回ると輸血が必要な危険な状態です。

炎症反応も強くて、抗生剤をいくらやっても全然下がらず、炎症を示すCRPは18。主治医からは3ヶ月の命と宣告されていましたが、私の感覚ではもっと早く亡くなっても全然おかしくない状況でした。

ところが、ひでねぇは奇跡的な回復をみせて、ついにがんが完全に消えたのです。

「いったい何をしたのか？」というと、彼女がやったことは、量を3分の1に減らした抗がん剤と笑いヨガ、それだけで治ったのです。

しかも、抗がん剤は続けることなく、途中でやめてしまったそうなので、実質的には笑いヨガが功を奏したとしか考えられず、今は完治して5年が経過しています。

ひでねぇの経過は、医者としての「常識」が全く当てはまらないものでした。

いったい何が起きたのかと思ってひでねぇに笑いヨガについて教えてもらいました。すると、笑いヨガには呼吸法や意識エネルギーが上手に組み込まれていたことがわかりました。

ちなみに、日本笑いヨガ協会では、次のように説明されています。

『笑いヨガとは、おもしろくなくても笑えてしまう笑いの健康体操です。不安や緊張、あくびといった動作は、伝染します。笑いもまた伝染しあうのです。私たちは、ふつうは冗談やユーモアで笑いますが、体操として笑うことでも、笑いの伝染力は発生します。

おもしろく感じて笑っても、体操として笑う動作をするだけでも、生理的変化は同じなので、笑いの健康効果がさらに得られます。さらに、笑いヨガにもヨガと同じく身体的効果・心理的効果・生活改善効果・社会的効果が見られます。

笑いが心身の健康に良いとわかっていても、気分が乗らないと笑えません。笑いヨガのフォーマットに従えば、「おもしろい」、「楽しい」という感情と、「笑う」動作を切り離すことができ、どんな気分でも笑えてしまうのです。確実に笑いの健康効果が得られることが実感できるので、継続がしやすく、身体も心も元気になります』

笑いヨガのセッションの一般的な流れ

1．笑いヨガとは何か
2．基本動作（手拍子と掛け声・深呼吸・元気キーワード）
3．笑いの体操（立位・座位）
4．笑い瞑想（お互いの顔を見てただひたすら笑い続ける）
5．リラクセーション

①

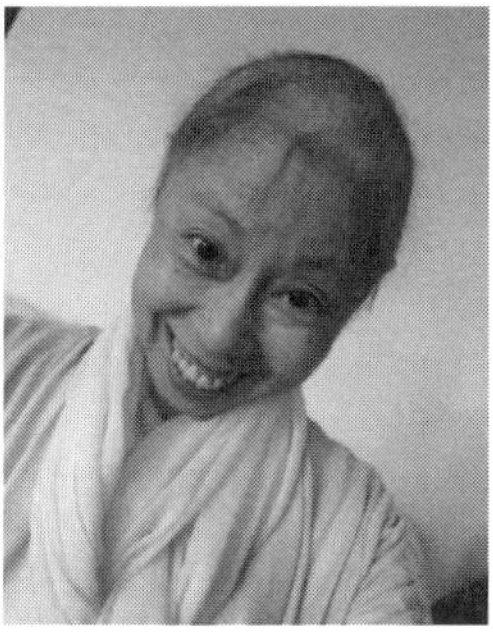

②

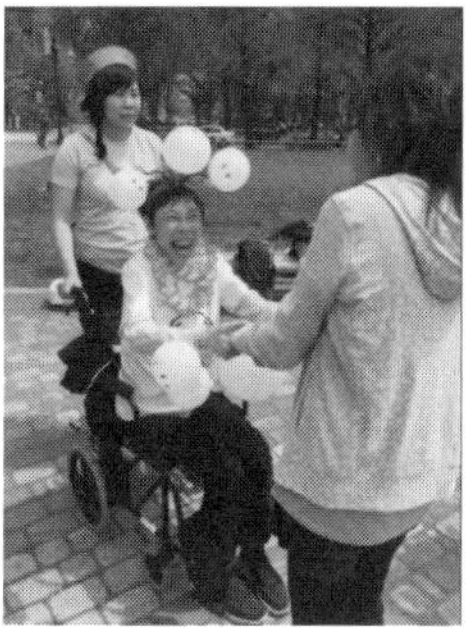

③

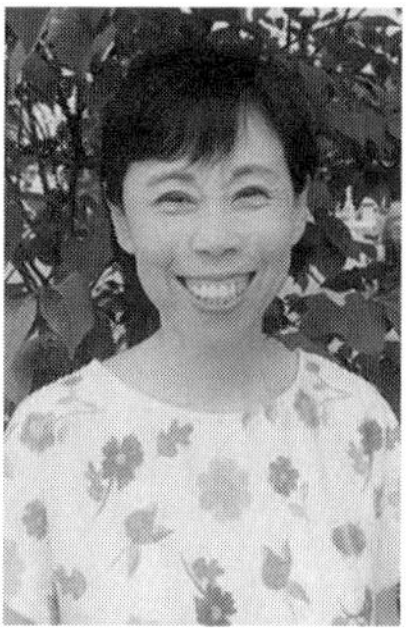

写真①は抗がん剤の治療中のひでねぇ。髪が抜け落ちています。笑顔の写真ですが、笑顔以外の写真を捨てただけでこれしか治療中の写真がなかったとのこと。写真②は死を覚悟したひでねぇが笑いヨガの仲間と会いたいと、車椅子で押されながら仲間に会ったときの写真。写真③は現在のひでねぇ。

脳は0.5秒の間に私たちを騙そうとしている

小林：そこで保江先生にお聞きしたいのですが、「笑いがなぜがん克服にいいのか？」「心からの笑いでなくてもいいのか？」など、先生のご専門のお立場から笑いが病気に与える影響について教えていただけますか。

保江：まず、人間の脳が何かを認識するときに何が起きているかについて簡単に説明します。

外界からの刺激が脳に伝わると、それを自我意識で認識・判断する時間は、0.37〜0.5秒ほどかかるようです。

つまり、私たちは目の前の出来事が実際に生じた約0.5秒後になってはじめてその出来事を意識（外界認識）することができるわけです。言い換えれば、私たちが認識している世界は、0.5秒前の世界（出来事）なわけですね。

ところが、実は、脳はその0.5秒の間に私たちを騙そうとしているのです。

どういうことか、僕が実際に体験した話をしましょう。

今から20年ほど前、僕が岡山の女子大で教えている頃に地元のうどん屋さんに入ったときの話です。

僕が教えていたのは女子大生だったので、毎日18歳から22歳の若い女性ばかりを見ていました。しかも、田舎の女子大なので、職員もみんな女性ばかりで、男性はほとんど見ることはないし、家に帰っても男性は僕だけで、いつも女性しか見ない生活がずっと続いていたわけです。

だから、僕の脳の記憶情報は女性ばかりで、しかも若くてきれいな女性のデータだけが溜まっていったわけですが、ある日の昼休み、僕は大学の近くにあったうどん屋に入りました。

そのうどん屋は近所の会社員や地元の人たちが食べにくるお店で、いつもほとんどが男性客でした。その日も男性客ばかりだったのですが、ふと入り口から入ってきた人をチラッと見たら、20歳前後の若くてきれいな女性だったので、僕は一瞬「えっ、まさにはきだめの鶴じゃないか!?」と驚きつつうどんを食べていました。

次にその女性が席について、店員さんに注文をし始めたので、また彼女のほうをチラッと見たら、さっきと違って今度は30代半ばのきれいな女性に見えたのです。

僕は「あれ、おかしいな!?」と思いながらうどんをすすり、次にその人が注文したうどんを店員のおばさんが持ってきて、彼女がそれを食べ始めたので、またフッと顔を見上げたら、何とその女性は、店員のおばさんよりも老けた老婆の顔をしていたのです。

入り口で見たときには20歳に見え、席に座ったときは30代半ば、うどんを食べ始めたときには70歳に見えたので、僕はどうなったんだろうと自分の目を疑い、うどんを食べ終わってから念のためもう一度確認したら、やっぱり70歳くらいの女性でした。

その後、大学に戻ったら、ちょうど知り合いの心理学の先生と出会ったので、彼を引き留めて今あったことを話して、「俺、おかしいのかな?」と彼に聞いてみました。

すると、その心理学の教授が「あぁ、それ脳に騙されたんですよ」と教えてくれたのです。

彼の説明によると、網膜に写った視覚情報、この場合は僕が見た女性の顔を視覚野で処理してからそれを大脳皮質で認識するときに、脳が勝手に手を抜くのだそうです。

つまり、僕がチラッと相手を見たことで、網膜に写ったその女性の顔を、記憶を司る海馬に蓄積されたデータの中から若い女性の顔に勝手に当てはめて、そのアレンジされた情報が大脳皮質に届いたために僕が「20歳のきれいな女性だ」と認識したというわけです。

そんなふうに脳が騙すのは、外界からの情報をすべて瞬時に大脳に送ったら情報処理が大変なので、いったん脳幹網様体が記憶にあるデータを使ってうまくアレンジしているからで、その情報処理に0.5秒かかるということです。

何しろ僕はいつも若くてきれいな女性の顔しか見ていませんから、とりあえずそのデータが使われた、そこで脳に騙されたわけです（笑）。

でも、その次は少し冷静になって見たので、30代半ばに見え、最後は余裕を持って見たので、網膜に写った女性の顔のデータが正確に大脳に伝わってちゃんと70歳のおばあさんとして認識できたのです。

表情筋を上げて笑顔をつくるだけで脳が「自分は楽しい！」と認識する

保江：そこで僕はこう考えました。脳が自我意識による認識を騙せるということは、反対に、大脳が反応する前に他の情報を送り込めば、自我意識の認識を騙せるのではないかと。

まず、合気道の部活指導のときに神社の長い石段をかけあがる練習があって、監督である僕は若い学生に負けるわけにはいかないので、いつもハアハアゼイゼイやりながら必死で頑張っていたので、「長い坂」という認識を騙せば楽になるかと思って視線を変えてみたのです。

長い坂が視界に入らないよう、視線が横長になるように目を細くしたまま、足元だけが見えるようにして走ってみたら、ぜんぜん疲れない。筋肉の疲労もなく、息も上がらなかった。

学生たちも「先生、どうしたん？」と驚くくらい、楽にどこまででも坂を上っていけるほど若返ったのですが、次に今度は視界を普通に戻して坂を上ってみたら、いつものようにしんどくて息も上がってしまいました。

このことから、僕の脳は、生理的限界の前に、「もうこれ以上はきつくてしんどい」という心理的限界を設けて制御してくれているのがわかって、それなら自分の感情も自分でコントロールできるんじゃないかと考えたわけです。

そこで今度は、例えば悲しい映画を観たときに、普通なら悲しくて涙ぐむようなシーンで、無理やり自分で口角や表情筋を上げて笑顔にしてみたら、悲しいという感情は起きなかったのです。つまり、あらかじめ0.5秒前に自分の笑顔をつくっておけば、脳が誤解して「自分は楽しい」と認識するのです。

それと以前、僕も笑いヨガをやったことがあるのですが、笑いたくなくても表情筋を上げて無理やり笑顔をつくることで脳が楽しいと認識する、だから効果があるんだと思います。

脳を騙すことは、先ほどお話しした博多の三角先生が、患者さんに目の検査だからと言って文字を読ませているのも同じです。「今日は気持ちがいい」、「清々しい」などという言葉を自ら発することで患者さんの脳がそのように認識し、何もしなくても自然に体調がよくなっていくのです。

そんなふうに、言葉もそうだし、表情筋を使ったり、また姿勢を正すことでも自我意識の認識を変えられて、自分で自分の体調を変えることができるんですね。

なので、がんだからといって「心配だ、心配だ」といつも不安を抱えているよりも、「大丈夫、大丈夫」、「今日も元気」といった具合に脳に認識させることが大事なんじゃないでしょうか。

笑顔をつくりにくければ、市販のリフトアップバンドを使って表情筋を上げることもできるので、ぜひ試していただきたいし、特に今のような新型コロナウイルス騒動で沈みがちな状況を変えるには、皆で表情筋を上げて笑顔でいたほうがずっといいわけです（笑）。

小林：最初、笑いヨガを見ていて、つくり笑いというのは感情が伴っていないから本当に効果があるのかな（？）と思っていましたが……。

保江：僕も初めはそう思っていました。いい年をした大人が大げさに口を上げて笑う姿を見て（笑）。でもそれは逆で、笑いたくなくても、口角や表情筋を上げて笑顔になれば、その結果、楽しいという感情が生まれるんですね。つまり、脳に騙される前に脳を騙すわけです。

表情筋を使って脳を騙して、症状を改善する話は洋画にもなっています。

それは『英国王のスピーチ』という映画で、自分の兄が王室が認めない恋のために王冠を捨てたことから、兄に代わって王という座についてしまったジョージ６世の実話を基にした物語です。

彼には吃音という悩みがあり、何人もの言語聴覚士の治療を受けても一向に改善しなかったことから、妻のエリザベスが資格を持たない民間の治療士を訪ねて相談し、そこでその治療士がユニークな治療法で王の心を解きほぐして、そのおかげでジョージ6世は国民を鼓舞するみごとなスピーチができるようになったというストーリーです。

その治療士がやったのが、顔をパンパン叩いて表情筋を緩めるという方法だったんですね。つまり、笑いヨガと同じで、表情筋を柔らかくして脳を騙し、それによって吃音の記憶から名スピーカーに書き変えたということです。

グリーンベレーなどの軍人も、負傷したときに薬剤がなくても痛みを消すための訓練をしますが、そんなふうに脳を騙せば生理的にも心理的にもある程度自分でコントロールができるようになるのです。だから、笑いヨガでもがんを克服できるんでしょうね。

小林：なるほど。がん患者さんに対応している医療従事者も基本的に笑うことはないですが、もしかしたら、医療従事者のほうから率先して笑顔をつくることを実践することが大事なのかもしれませんね。そうすれば患者さんもつられて笑うでしょうから。

言葉と音楽だけが完全調和の世界と響いて魂を動かす

保江：僕はあちこちでよく講演会をやっていて、なぜ全国各地から僕の講演会に大勢の人が来てくださるんだろうと思っていたら、東京の美人秘書がポロっと言ってくれた一言で「なるほど！」と納得したことがあって、それは「10分に1回くらい笑いがある」ということでした。

確かに、いつも僕の話には軽く笑えるネタが入っていて、これは大学にいた頃、若い女子大生にとってはつまらない物理や数学の授業でも、なんとか笑ってもらおうと思って身に着けた技のおかげなのかもしれません（笑）。

いずれにしても、笑えるのは人間だけで、猿もチンパンジーも笑っているように見えても決して笑っているわけではない。その意味では、笑いは、完全調和の世界、霊魂に響かせる方法の一つだと思います。

「ハッハッ、ハッアー」という笑い声や音階は、素領域と素領域の間の完全調和の世界に唯一響くものだからです。これは今年の元旦に受け取ったのですが、ようするに「言葉と音楽が魂を動かす」ということで、他にこの世の側から魂を動かすものはありません。

これは人間だけができることで、だから昔からいろんな宗教の儀礼でも聖なる言葉や音楽を使って魂に響かせてきたわけです。

例えば、オーケストラは、いろんな楽器の音が重なり合っています。バイオリンの音やピアノの音、ティンパニーの音、フルートの音などがそれぞれ空気中の疎密波となって耳の鼓膜に届くわけですが、そのときにすべての空気振動である音の波が重ね合わさって鼓膜に刺激を与えます。

でも、脳はそれを、これはバイオリンの音、これはピアノの音、これはティンパニーの音、フルートの音などと分解することはできません。これは他の現象でも同じで、重ね合わさった波（合成波）は、あらゆる組み合わせのパターンと可能性があるので、物理的には分解できないんです。

それをどのように認識するかは、無限の可能性の中から、本人の脳が一つの可能性だけを選択して認識しているだけです。なので、ある楽団のオーケストラの演奏を聴いて、「すばらしい演奏だったね」と感じたとしたら、決してすべての音を分解しているわけではなくて、その人の脳がそのように感じたということです。

その意味では、ほとんどの人にとって感動を与える演奏こそが、魂に響く、魂を動かす音ともいえます。例えば、全世界のベスト・オーケストラ、オペラ・カンパニーによって第一線の指揮者とみなされているゲルギエフがそうです。彼の指揮は技術をはるかに超えていて、ニューヨーカー紙はこんなふうに評しています。

「ゲルギエフは、彼がよくそうするように、より奥深いものに触れている。彼と同世代の他の指揮者らは、自己認識的な個人的解釈によって、名を馳せてきた。ゲルギエフは、本能的な感情の激発、音との共同的祝賀をつくり上げている。彼は音楽の情感的な構造のアイデアを形にし、本能的に生命をもたらすことができるのである」

ようするに、ゲルギエフはまったく型に嵌らない指揮によって、演奏している人たちと聴いている人たちの脳をいい意味で騙している、それが本当の指揮者です。

ですから、小林先生も、ぜひ型に嵌らない魂に響く医療を目指してください。

小林：魂に響く言葉と音楽ですね。

保江：はい、お医者さまも患者さんに対して言葉をかけるわけですが、小林先生の言葉は患者さんにとってとても心地よく響くと思います。僕も何人もお医者さんを知っていますが、言葉に刺がある方が多い、それは冷たいというよりも魂に響かない……。

その意味では、笑うことや笑いヨガも魂に響く方法の一つなんでしょうね。

小林：しかも、それはテクニックではなくて、人によって違うということですね。

保江：そう、人によってです。何にしても、不安や否定的な自我意識を騙すには、単純で素直な人ほどそんな自我意識を騙しやすいと思います。

余命1年と宣告されたがんが「良い言葉・良い思い・良い仲間」のおかげで治った

小林：次にご紹介したいサバイバーは石川利広さん（通称ロペさん）です。ロペさんは、胆嚢がん、腹膜播種でステージ4でした。２０１５年2月に胆嚢がんと診断されて、主治医から抗がん剤を投与しても余命1年と宣告されていました。

ロペさんは当院でも治療をされていた患者さんですが、進行がんなのに、会うたびになぜか元気になっていくのがとても不思議でした。ロペさんは抗がん剤を自分の判断で3回でやめて、樹状細胞ワクチン療法も11回で終了しました。医学的にみても、その状況からロペさんのがんが治ることはあり得ません。にもかかわらず、その1年後にロペさんのがんは全て消えていて、すでに5年が経過しています。

私はロペさんの病理結果やＣＴ画像検査も見てきたので、それはまさに疑いようのない事実であり、私は「奇跡」だと思いました。でも、ご本人は奇跡とは言いません。

あまりにも強烈な印象が残っていたので、自分ががんになったときに、ふとロペさんの顔が浮かんで、すぐに彼に電話をしました。がんを克服するヒントを知りたかったのです。

ロペさんのお話によると、ロペさんは杉浦貴之さん（タカさん）の『命はそんなにやわじゃない』という本に感銘を受けて、タカさんのトークライブやタカさんが企画している「がんサバイバーホノルルマラソン」に参加していくうちに元気になったそうです。

このマラソンは、なんとがんの患者さんたちが42．195kmを目指して走るイベントで、私はそれを聞いたとき、「がん患者さんが本当にフルマラソンを走れるの？」と信じられない気持ちでした。

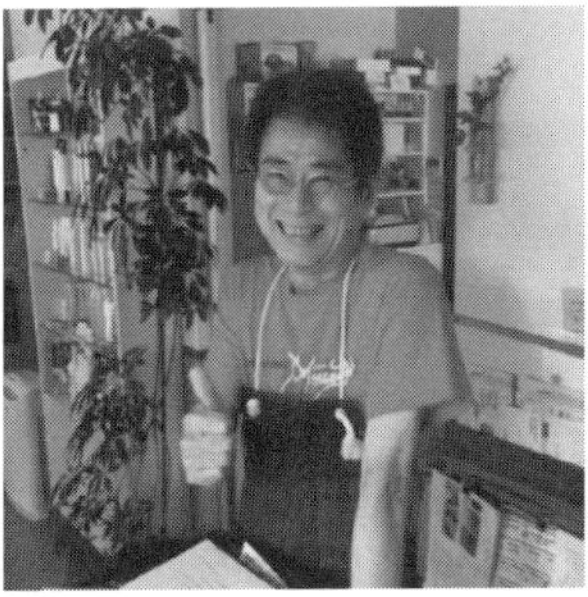

ロペさん

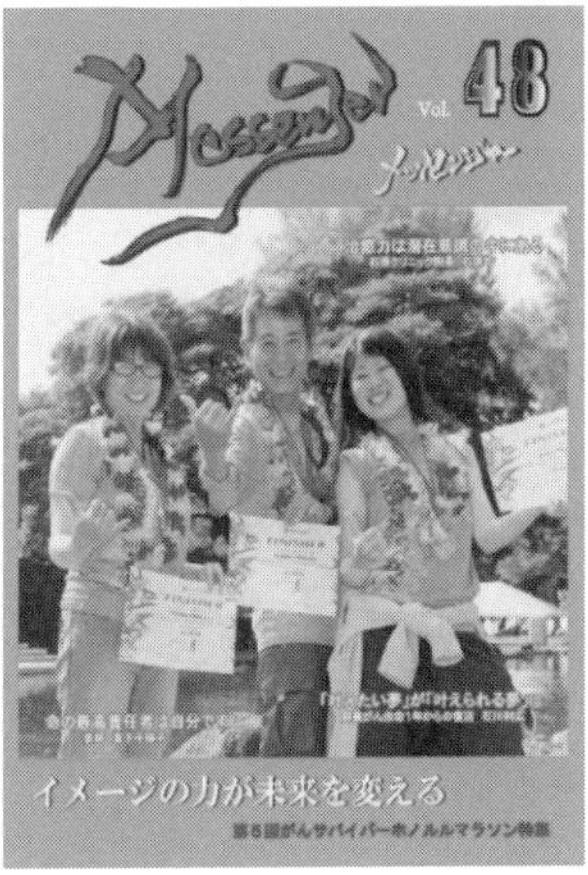

ところが、実際にがん患者さんたちが10時間以上かけて完走していて、ロペさんやタカさんは、「元気だから走ったのではない、走ったから元気になったんだ」と言っていま

す。ロペさんはマラソンに参加すると決めてからワクワクしてきたそうで、仲間たちと一緒にトレーニングをしているうちにがんが癒されていったと言っていました。

私はこの話を聞いて勇気をもらって、「私もホノルルマラソンに行けば大丈夫だ！」と思うようになり、すぐに２０１９年のホノルルマラソンに申し込みました。

余命１年と宣告されたロペさんの生きる原動力は、娘さんの成人式のときに自分の手でヘアメイクをして祝ってあげたい、それが人生最後の夢だったそうですが、ロペさんはその夢をみごとに果たすことができたのです。

私は、ロペさんの言葉にはがんを克服するヒントがたくさん詰まっていると感じました。

例えば、次のような言葉です。

・無理に治そうとせず、元気でありたいと思った。

・練習しているときに余命を忘れていた。チームの中の一員でいると、皆が元気だから自分も元気なる、そんな気がした。

・余命をいただいたおかげで、周りの人に「ごめん」「ありがとう」を伝えるチャンスをもらえた。手紙だったりメールだったり。すごく気持ちが楽になった。「ありがとう」

ということが照れ臭くなくなる。皆さんも思ったら口に出したほうがいい。

ロペさんご自身は、がんが治ったポイントは、「良い言葉・良い思い・良い仲間」と言っています。

そこで、量子力学や理論物理学的に見て、「良い言葉・良い思い・良い仲間」がなぜがん克服につながるのか、そのメカニズムがあれば保江先生に教えていただければと思います。

「ありがとう。ごめんなさい。許してください。愛しています」は神様と通じる言葉

保江：まず、そのロペさんが周りの人に「ごめんなさい」や「ありがとう」という言葉を伝えられたことに関して言うと、ハワイの原住民たちが行っていた「ホ・オポノポノ」でも知られているように、「ありがとう。ごめんなさい。許してください。愛していますす」といった言葉には、癒しや心を浄化する効果があるようです。

僕も最初その話を聞いたときには、「そんなことあるわけないよな」と思っていたんですが、昨年末に「ホ・オポノポノ」の言葉にメロディをつけて『ホ・オポノポノソング』という歌にして、世界に発信している瀬戸龍介さんというミュージシャンに会って話をしたら、彼と意気投合して、「ありがとう」や「ごめんなさい」という言葉になぜ効果があるのかがよく納得できました。

瀬戸さんは『ホ・オポノポノソング』のCDを出してから、不思議なことがどんどん起き始め、いろんな困難が克服されてスケールの大きな動きが起きて彼の生活自体も向上し、まさに身を持ってホ・オポノポノの言葉の本質を知ったそうです。

瀬戸さんはそれをこのように説明しています。

「自分の目の前の全ての現象は、一切が自分自身の現われだ。その自分自身に対して、『ごめんなさい！　許してください！　ありがとう！　愛しています！』と言うことによって、自分自身の何億年もの間に積み重なった過去のデータが消され、それによって自分の中が無になっていく！　そこに、新たに宇宙の元、神様からの光とエネルギーが入ってくる……何と素晴らしいことなのだろうか！

Ho'oponopono は正しく、今の時代に最も必要とする人類と地球に対しての救いであり、正に神様からの贈り物だということを感じる。

このＣＤが我々の心の奥の過去のゴミを消去し、新たなる光を見出すきっかけとなることを願ってやまない！」

瀬戸さんと話をしていて先ほどの0.5秒の脳の反応と同じ話が出てきたんですが、それは「考えるな、感じろ」ということです。これはカンフー映画の火付け役のブルース・リーの言葉だそうですが、つまり、考えるというのは0.5秒後の世界、感じるのはそれよりも前、0.3秒の世界で、考える前に動けということです。

この0.5秒よりも前の0.2〜0.3秒が神様の世界で、「ありがとう。ごめんなさい。許してください。愛しています」は、頭で考えて言える言葉ではありません。

瀬戸さんが教えてくれたのは、いつもこの言葉をくり返し発していると、大脳があれこれ考えて反応する前に、瞬時に出てくるようになって自我意識に左右されなくなる、つまり、本来の魂の動きができるようになるということです。

しかも、ハワイは超古代レムリア文明の跡地で、女神様の聖地です。なので、ハワイでホ・オポノポノの言葉を唱えていれば、神様とつながってそのお力をもらえるわけです。だから、昔から原住民の人たちがそのような言葉を大切にしていたのでしょう。

ロペさんの場合も、そんな神様と通じる言葉を発しながら、同じ仲間に囲まれて、ワクワクしながらハワイの聖地を訪れたことで、がんが奇跡的に治癒したんじゃないでしょうか。

　ロペさんは、まさにホ・オポノポノの世界、「考えるな、感じろ」の実践者であって、「良い言葉・良い思い・良い仲間」は、完全調和という神様、魂と響きあうための人間に与えられた最もすごい技術なんだろなと思います。

　だからこそ、昔から皇室でも王室でも、またトップリーダーや英雄を育てる帝王学においても、この「良い言葉・良い思い・良い仲間」を大切にし、言葉や思い、仲間を厳選してきたのでしょう。

　日本古来の言霊・音霊にしても、完全調和の神様の世界に響くからこそ美しく、とても心地がいいんですね。だから、健康な人はもちろん、特に病気を患っている人は、汚い言葉や否定的な言葉は使わないほうがいいと思います。

　小林：確かに、患者さんの中でも、お金はいっぱい持っていても医者や他の人に対して高圧的だったり、悪い言葉を吐く人は、どんなにいろんな治療を施してもうまくいかないことがありますね。

それぞれのやり方で自分自身が現人神になる、そして「神は0.3秒前にいる」

保江：それと、ロペさんは「余命をいただいた」と言われていますが、これは神様に全て託した、全託したということだと思います。

そもそも神様は、「良い言葉・良い思い・良い仲間」しか用意していませんから、そこに全託すれば、神様のお力添えによってがんも克服できるということです。

これは、シスター渡辺和子が僕に教えてくださったことでもあるんですが、神様は「それはダメ」とか「間違っています」とは言われず、神様は「とても良い」か「良い」のどちらかしかないそうです。

悪いとかダメはなくて、とても良いか、良いだけが神様の世界なので、「良い言葉・良い思い・良い仲間」を実践するということは、自分が神様になるということです。

ロペさんもひでねぇも、そしてタカさんも、それぞれのやり方で自分自身が神様になったことで、がんを克服されていったんじゃないでしょうか。

これが本来の「現人神（あらひとがみ）」ということで、奇跡的な治癒によってがんを克服するには、もう自分が現人神になるしかないのです。

小林：なるほど！　あと、治りたいという気持ちは大事なのですが、不思議なことに、何が何でも治したい、生きながらえたいという思いが強すぎる人ほどうまくいかないような気がします。

保江：それは自我意識でやろうとするからです。自我意識ではなくて、神様への全託、つまり自分にとって全てを託せる何かがあって、それをとおして現人神になる、その結果、奇跡的なことが起きるということです。

そのためには、頭で考える前、つまり脳が活動する0.5秒よりも前に感じて動くことです。直感で動けた人は、それを手に入れることができるんですね。神になるには、あくまで思考の前の感覚的な反応で、それが魂の声なんです。

例えば、電車やバスに乗っていて、途中からお年寄りが乗ってきたとします。そこで自分は座っていて近づいてくるお年寄りの姿を見ながら「あぁ、席を譲ってあげないといけないな」などと頭で考えているとタイミングを逃してしまいます。

そこで、お年寄りが乗ってきた瞬間に身体が動く人は、何のためらいもなく「どうぞ、こちらへ」と席を譲ってあげられるんですね。そんなときは、周りがどんな状況であっても一切関係なく、自然に瞬時に動けるし、相手にもすぐにその気持ちが伝わります。

これが思考の前に感じて動く、直感で動くということで、いわば「神は0．3秒前にいる」ということです。

小林：そんなふうになれるには、どうしたらいいんでしょうか？

保江：自分であれこれ考えないようにすることが先決です。こんなことをしたらどう見られるかとか、恥ずかしいとか思わない。つまり、いかに素直になれるか、自分の好きなように生きるかが大事なんじゃないかと思いますね。

小林：確かに、患者さんでもずっとパソコンでいろんな情報を検索して調べつくして、細かいところまで自分で納得しないとダメな人がいて、診療中もパソコンに打ち込みながらすべてをメモされている方がいるのですが、私の直感では「それをやっているうちは治るのは難しいんじゃないかな」って思ってしまいます。なぜなら、感じることをほとんどされていないからです。

保江：今はほとんどそうなっていますよね。でもそれを覆そうとするのは相当難しいので、素直な患者さんに働きかけられるほうが早いと思います。神様もきっとそのような素直な人に、必ず手を差し伸べられますから。

第6章　自分のがんを愛しきればがんは消える

人々の幸せをアシストするシンガーソングライターが乳がんになって……

この章では、私（小林）ががんになる前から知り合いだった、同じがん患者の通称「真愛若（まあにゃ）」さんを交えて、保江先生と私の3人でざっくばらんにお話をしていきたいと思います。

真愛若さんは、「うれしい！　たのしい！　ハッピーアップ↑」をモットーに、人々の幸せをアシストする音楽家（シンガーソングライター）として全国的に活動されている方で、神社仏閣などではよくインスピレーションによって曲が降臨し曲を受け取ることがあるそうです。

まずは、真愛若さんが辿ってこられたがん告知から現在に至るプロセスについて、ご本人に詳しく記していただきます。

＜私の乳がんの発症と告知／真愛若＞

・2016年11月ジャズシンガー片山雅稀としてファーストアルバム『エターナリー』を全国リリースしてデビュー。

・2017年4月名古屋ブルーノートはじめ東京でアルバム発売記念ライブを行う最中の6月半ばに左乳房に突然激痛が走り、すぐに乳腺外科を受診。乳がんの疑いありで、名古屋の病院にてマンモトーム生検。

・2017年7月21日「乳がん非浸潤0期」の告知を受ける。

・8月CT、MRIの検査結果はともにがんはおとなしいため画像に写らないが、広範囲に石灰化があるため、左乳房全摘手術と乳房再建を伝えられる。すぐに心はついていけず、セカンドオピニオンを希望して他の病院へ行くが、結果は同じ。早急に手術を勧められたが、セカンドオピニオンでの担当医に抵抗があり、最初にがんの告知を受けた病院にて9月末に手術の予定を決める。

＜告知時の瞬間の気持ちなど＞

あの痛みのお知らせから大体予想はしていたが、「やっぱり」とショックすぎた。

しかし、私の口から出た第一声は、まず、「ツイテル！」でした。ファーストアルバムの発売記念ライブの最中であるにも関わらず、私が最初に思ったことは、「あー、これでやっと休める」と、ホッとした現実でした。

同時に、「もう、ジャズボーカリストをやめて、オリジナル曲だけを歌おう」と決意しました。

正直、アルバムを世の中に出せる喜びを超えるほど、ファーストアルバム制作にあたり、プロデューサーとのやりとりなどが過酷で、精神的にも体力的にも限界を超えている状況でした。ジャズボーカリスト片山雅稀としても何か違う気がしていたからです。

そして、医師から伝えられる全摘手術と乳房再建という流れにはどうしても心がついていけず、セカンドオピニオンを希望しました。名古屋のある病院のセカンドオピニオンでの診察時間はわずか10分程度。数人の研修医もいて、私は気持ち的にとても話しづらい状況でした。

そこでは、先生からの言葉「助かりたいなら、切りなさい」。この言葉が、私の手術への気持ちを大きく引き離しました。手術を納得したいがために行ったセカンドオピニオンは、この医師の言葉によって、余計に手術が怖くなり、この医師のもとでは手術をしてもらうことはできない、と強く思いました。

また、私の診察が終わると20歳ぐらいの女性が一人で内診に来ていて、彼女も数分で悩んだ顔つきで診察室を出てきました。このときに素人ながら、「医者の対応は本当にこれでいいのだろうか」と、心から疑問に思い横にいる信頼する母に問いかけました。母も、そうだよね、と同じことを感じていることを確信しました。

私は、自分の病を忘れその若い女性に駆け寄って声をかけたい気持ちでいっぱいでしたが、今の自分にいったい何ができるのかと思うと、声をかけることはできませんでした。

病院を出て行く彼女の後ろ姿を見ながら、心が熱くなったことを今でもよく覚えています。

今思えば、そのとき、私は、手術の道を歩む方向にはもういなかったのかもしれません。

以前に、一度だけ縁のあったセレンクリニックの小林先生が確か統合医療をされていたことを思い出して、大きな希望を抱いて会いに行きましたが、意外にも全摘手術を勧められ、私の期待は裏切られ絶望しました（後述）。

結果、私の出会った名古屋のお医者さまは皆、いっせいに「全摘手術」とおっしゃいました。でも、皆様方それぞれに真剣に私の命を考え、助けるために出した答えであったと思います。

その後、しばらくして告知を受けた病院での手術を決めるが、どうにも不安で気も進まず、ネットで偶然見つけたカナダ在住の日本人の乳がん体験者で、医師からの化学療法を全て断り、独自の方法で乳がんの腫瘍を縮小させることに成功した女性に連絡することができました。

そのときに伝えてくださった「マーニャさんがいちばん怖いと思うことをしないでください」という言葉が光となり、その後の私の方向性の舵を切ることになりました。

私には、とにかく乳房を全部切って再建をするということが、いちばん怖かったのです。私は、以前もし自分ががんになったら、そのがんになった自分をきっと責めるだろうし、なんでこんなことになったのだと、嘆くと思っていました。

でも、それは私にはありませんでした。がんにかかる前は、人と比べたり、遅れをとっていないかをいつも気にして必死に生きていました。がんを体験する前は、日常で自分を責め、100%ネガティブ思考の生き方でした。そんな私に、神様は「乳がん」という、愛の贈り物を授け、気づきをくださいました。

腫瘍を手術で取るかマンモトームを行うかを聞かれ、経過観察をすることに

＜関東で出会った素晴らしい医師たちとの出会い＞

名古屋の病院での手術までの間、私はどうしても手術に心が向かない気持ちを抱いたままいろんな情報を探し始めました。初めは素朴な疑問から、乳がん０期にも関わらず、温存手術ではなく、なぜ全摘手術なのか？　また手術ではなく、他に治す方法は本当にないのか？　私は、どうしても納得できなかったのです。

・２０１７年８月末Ｔクリニック受診。ファスティング、食事療法を学び実践。

まず、体重を10キロ落としました。先生は、医学の真理に真っ向から向かい、厳しくも患者さんに対して真剣に向き合ってくださる、愛溢れる素晴らしい先生です。Ｔ先生の紹介で、群馬で霊障から診て治療を行うＫ先生の所へも行きました。初めは半信半疑でしたが、このＫ先生の手かざしの治療は素晴らしかったです。

９月、Ｉクリニックの I 先生のつながりで、横浜Ｓ病院のＭ先生が温存手術をしてくれると知り、Ｍ先生のがんや患者への考え方に共感し、温存手術をしてくださるかもしれな

い、この先生なら手術をお願いしてもいいと、初めて思いました。
・9月27日　名古屋の病院での手術予定日は、前日に風邪のため発熱し、手術は延期。心は手術を受けることが不安で嫌で仕方がなかったため、熱が出たのかと思います。また、私にとても優しく接してくれた担当医が10月から開業で病院をやめ、もう手術も行えないと聞き、横浜S病院のM先生の受診を受けたいと希望しました。
・9月18日　金スマにも出ていた放置で有名なK先生に会う。
手術後の放射線のことについて聞きたく受診しました。K先生は、愛情深く感性が鋭く、とても魅力的な医師でした。縁あって、K先生からも、あなたの場合手術は必要ないが、温存手術を希望するなら、と、たまたま希望していた、M先生を紹介されました。
・10月16日　S病院M医師受診。検査から始まった。
・10月21日　CTの造影剤にアレルギーがあり、PET検査。結果は、悪性腫瘍を示す集結は認められず、経過観察となりました。
・11月9日　横浜AクリニックM先生を受診。
・11月13日から治療開始。がんのエネルギーをOリングで診て、活性の度合いを調べマイクロ波を照射。初めはがん活性があり、1週間に2日続けてのペースで通ったが、通ううちにがんのエネルギーがなくなっていった。放射線に抵抗があった私は、S病院M医師の手術を受けたとしても、放射線をかけずに、横浜Aクリニック M先生のところでマイクロ波をかけようと思っていました。その後、AクリニックとTクリニックに通いながらS病院にて検査を行い、経過観察となりました。

・2018年2月5日　S病院でMRI。

以来、3ヶ月に一度受診しエコー検査を定期的に行いました。

・2019年のいつからか、左乳房に6ミリの腫瘍（シコリ）を自分で触って見つけて、経過観察。

・2020年1月　細胞診検査。2月結果、良悪性鑑別困難クラスⅢ。

腫瘍（シコリ）サイズ6ミリ。さらに太い針を刺して検査し直すか、手術で取るか、マンモトーム（針生検器機）を行うかを聞かれ、私は経過観察にしました。

以降、新型コロナウイルスの影響で診察が、2月から約半年の間空く。

・2020年7月15日　S病院にて診察とエコー。

シコリが、6ミリから3ミリに小さくなり、経過観察。

がんになってから授かった新曲『愛しくて』がきっかけとなって

＜私の乳がんに対して授かった新曲『愛しくて』が降臨したきっかけと現場＞

・2020年10月3日

尊敬する先輩に夏から伝えたいことがあり、タイミングが合わず伸びてしまっていて、再びこの日だ！と、感じてメールをしたら、会うことになる。それが心から嬉しかったことがまず、この曲（『愛しくて』）が降りる扉を開かせたきっかけに思います。

・2020年10月4日

『愛しくて（いとしくて）』は、銭湯に入っているとき、サビの歌詞とメロディーが同時に溢れるように出てきました。銭湯で録音もできず、何度も心で繰り返して体に浸透させて銭湯を出てから駐車場の車に着く頃には、全て完成していました。

銭湯で曲と歌詞が出たときは、まだ何に対して出て、どんな曲かもわからずでしたが、車の中で、初めから繋げて歌い録音している最中に「あ、これは私の乳がんへの歌だ」と気づきました。滴る涙と感動の録音でした。

・2020年11月8日
自分の胸に宿った乳がんに対して綴って降りたオリジナル曲『愛しくて』を授かり、私の生まれ育った愛知県東海市での初のコンサート、東海市芸術劇場多目的ホールでこの曲を初めて歌いました。
9月の末に、3ミリのシコリを小さい今のうちに手術しようかなという気持ちになっていたこともありますし、11月11日には、S病院M先生の診察予定も入っていたタイミングでもあり、この曲は、手術に踏み切るための曲としてステージで歌っていました。しかし、何だかしっくりきていない感覚を抱いていました。

＜手術を受けることを決めたものの……＞

・2020年11月11日　S病院にて再び診察とエコー。
変わらず、シコリ3ミリとM先生から、経過観察していても先に進まないので、手術を勧められました。私は、心から先生を信頼していて、手術への心配は一切ありませんでした。そして、手術後の放射線をかけたくないことも先生は受け入れてくださったので、私は手術の予定を12月10日に入れました。
・2020年12月9日　手術予定日の前日。

がんの散らばりを見るためのＭＲＩ検査を行い、10日の手術はキャンセルしました。
・２０２０年12月21日　ＭＲＩ検査の結果、がんを疑わずという結果で驚きました。
そして先生は、「今、手術の必要性はない。経過観察でいい」と、伝えられる。
・２０２１年１月現在、経過観察中。次回の診察は、４月の予定。

手術に踏み切るためではなく、乳がんとのお別れの曲であったことに気づく

＜ＭＲＩ検査の結果を受けて「愛しくて」が降りてきた意味に気づく＞

12月21日、先生からＭＲＩの検査結果を伝えられて、『愛しくて』は、手術に踏み切る歌でなく、乳がんとのお別れ、自立の曲であったと気づく。

先生から結果を伝えられたその瞬間、私の中で一つの区切りができたことを感じました。確信を持って伝えてくださる先生のエネルギーとそのことを伝える先生の喜びをも感じて、私は、告知からのこの約3年半を、来年から世の中に伝えていこう、そして、これからも自分の体を改革していこうと強く決意しました。

10月初めに私の乳がんに授かったあの『愛しくて』の曲は、手術に踏み切るために降り

たのではなく、がんが治ったために授かった曲でした。

そろそろ本当にがんとのお別れ、自立のときが来たことを体をとおして、曲として出て、私に教えてくれたのだと気づいたのです。これからは、もう、がんではない自分として生きると、決めました。そしてこの曲を、これからもたくさんの人たちに歌い伝えたいと思いました。

私はM先生に、今回の自分の気持ちと感謝をしっかり伝えたいと思っていましたので、「M先生、いつも先生に見ていただけると、安心して仕事も頑張れるので、これからもここに通わせていただいて経過観察をさせてほしい」と、お願いしました。

M先生は、しっかりと気持ちを受け止めてくれました。心から、尊敬と信頼と感謝をしています。

＜私の良くなった要因の一つとして＞

診察時は、もちろんがんの話でいろいろな決断もしないといけないので決して楽しい話ではないけれど、私の気持ちを理解し、望む方向に重きを置いて、一緒に考え提案をしてくださるM先生が大好きだったので、私は、過酷な中でも病院に先生に会いにいくのが楽しみでした。検査結果を聞きに行く不安で心が折れそうなときも、必ずお化粧をして、おしゃれをして行きました。

S病院へ診察に行くときは必ず横浜のAクリニックにも通っていたため、そのときはホテルで宿泊しての旅が恒例でした。ホテルが大好きな私にとっては、病院へと名古屋から横浜に行くことは、身も心も解放してリラックスできる環境になっていました。それも、とても大きな要因だったと思います。

そして、M医師だけではなく、80代で今も現役で患者さんの前に立ち続ける横浜Aクリニック、マイクロ波照射治療のM先生。そして、ファスティングから食事療法とあらゆる面からサポートくださったT先生。それぞれの先生方の医療と患者へ示す生き様を、がんをとおして目の当たりに体感させていただき、それぞれの先生方との出会いが心から嬉しく、その気持ちが、私自身の体と心を癒し、沢山の希望のエネルギーを与えていただいたと思います。乳がんをとおして先生方と出会えた縁は、私にとって最高の神様からのプレゼントでした。

私に授かった乳がんは、人は肉体を持って生まれ、色々な悩みに遭遇しても全力で立ち向かうことで初めてこの世で悟りを得ることができるということを教えてくれました。私は、乳がんを心から愛し、守りたかった。その道を歩んできた3年半に感謝して、これからは、心と体の声を聞いて、本当に自分が望む道をまっすぐに生きたいと思います。

私（小林）と真愛若さんの間に起きた出来事にも意味があった

小林：今回なぜ真愛若さんを交えての対談をお願いしたかというと、この本はがん患者さんを含めていろんな方に読んでいただくために、どこか私が書かされているような感じがしていて、たぶん私と真愛若さんの間に起きた出来事にも意味があって、彼女にも対談に加わっていただいたほうがいいんじゃないかと感じたからです。

最初に真愛若さんにお会いしたのは、２０１５、６年頃のことで、私がクリニックの近くにあるジャズライブハウスに入ったときでした。普段はそのお店に入ることはないのに、なぜかその日はふらっと入りたくなって、ライブ演奏を聴きながら一人でお酒を飲んでいたのです。

真愛若：私もその日に限って歌の仕事終わりに食事をしようと思って、ジャズライブハウスに入ったのですが、扉を開けた瞬間にカウンターに小林先生がいらっしゃって、初対面なのに何かご縁を感じて話しかけたのですよね。

小林：そのときにはお互いの仕事の話をしたくらいで、それからずっと間が空いて、数年後に突然Facebookを通じて真愛若さんから連絡をいただいたんですよね。

真愛若：２０１７年に私が乳がんになって、でも手術はしたくなかったので、そういえば名古屋で統合医療をされている先生がいたなと小林先生のことを思い出して連絡したんです。そのときは藁にもすがる気持ちで行ったんですが、意外にも手術を勧められたので、かなりショックでしたけど（笑）。

小林：その頃の私は、がんの第４の治療法として期待されていた免疫治療に取り組んでいたこともあってデータ重視の治療をやっていたのと、外科医として手術もしていたので、いちばんいい方法は何かと考えて、真愛若さんに手術を勧めたんです。

真愛若：そのときに親身になってくださった小林先生のお人柄はよくわかったし、先生も今のままの治療法だけではない方向に進まれるんじゃないかなって予感がありました。今となっては、やっぱりという感じですが。

小林：ちょうどその頃、がん治療はストレスやプレッシャーが多いのでそろそろ離れようかと思っていましたからね。

真愛若：でも、離れようと思っていても先生はまた戻ってこられるんじゃないかなって感じていましたよ。私も絶望のどん底だったのでそれ以上はお話できなかったし、とにかく今は自分ができることをやろうと思って、しばらく連絡をしなかったんです。

でも、２０２０年の12月21日に、ＭＲＩ検査で手術をしなくてもいいという結果が出たとき、フッと小林先生にお会いしないといけないという直感があったのでお会いしたら、今回の対談のお話をいただいたんです。

なので、私の体験でお役に立つことがあればということで、参加させていただきました。

自分のがんを愛することと保江先生の「愛魂（あいき）」は相通じる

小林：真愛若さんはご自身が乳がんになられたことや、これまでの経過（＊前記）についてはまだどなたにも話をされていなくて、私はいつそれを話されるんだろうと思っていたら、去年の年末に『愛しくて』という真愛若さんの新曲を聴いて、衝撃を受けたんです。

タイトルからすると、普通は男女の恋愛がテーマの曲なのかなと思うのですが、そうではなくて、『愛しくて』はご自身の病気に向けた歌だったんですね。

がんという自分の病気に対して愛しいと思える、そこに「すごいなぁ！」と衝撃を受けたわけですが、そこで保江先生の「愛魂」と相通じるものがあるんじゃないかなと思ったんです。

自分が自分の病気を愛せるようになったら、病気を克服できるんじゃないか、そんなことを真愛若さんにお話しして、彼女の体験や真意を一人でも多くの人に知ってもらえる場になればと思って今日の対談に加わってもらいました。

真愛若：『愛しくて』が降りてきたとき、最初は自分のがんのことだとはわからなくて、それがわかったのはその直後でした。ちょうど手術をしようと思っていた後にコンサートがあったので、この曲は自分が手術に踏み切るためのものかと思ってコンサートに臨んで、一回だけ歌ったんです。

でも、何か歌っていてもピンとこなくて、しばらくそんな状態が続いていました。それが、最終的に２０２０年12月21日のＭＲＩ検査の結果、「がんが疑われない。手術の必要はありません」と告げられたときに、この曲ががんを治してくれたんだということに気づいたんです。

私ががんを愛し続けたことで、わが子がもう別れるときがきたねと言っているように、親である私もがんから自立していく、そんなイメージでした。

なので、それまでは毎日がんに話かけていたのが、今はもうがんが消えたという想定で生活をしていて、だからこうしてお話する時期が来たのかなって思っています。

小林：がんを愛するなんて普通はできませんよね。でも、真愛若さんは最初から愛おしいと思っていたわけですよね!?

真愛若：はい、最初っから愛おしかったです（笑）。それと、以前、小林先生のFacebookをたまたま見たときに保江先生について書かれている投稿を見つけて、普段はしないのに、なぜかどうしてもコメントしたくなってコメントさせていただいていたんです。

愛魂のことも、「はい、まさに」という感じでピタッときました。

「手術は必要ない」という検査結果を聞いた日が両先生の著書の発売日と同じだった

小林：たぶん、ここ数年間の私の変化を見ているのも真愛若さんだと思います。出会った当時の私はデータ重視で、統計学的に見て効果があるのかどうか、イエスかノーか、そんな感じでしたから。真愛若さんは、そのときの自分と今の自分をよく見てくれているんじゃないかと思います。

それまでの私の常識の中では、乳がん学会の会長をされていた先生のもとでずっと修行をしていたこともあって、乳がんは手術をしないとよくならないという先入観がありました。

それが、真愛若さんは手術をせずに、統合医療を選択されてがんが良くなっているという話を聞いて衝撃を受け、だから、自分ががんになったときに真愛若さんに相談させてもらったんです。

真愛若：ちょうどそのとき、「私、今東京にいるんです」と言ったら、先生もちょうど東京にいらしていてお会いしたんですよね。

でも、先生からそのメールをいただいたとき、さほど驚かなかったんです。「なるほど、神様はこういう形で先生をがん治療の道に戻したんだな」って思ったからです。

私は、がんというのはなかなか本人に気づいてもらえない気づきを、神様が最高の形で知らせてくれているメッセージであり、素晴らしいプレゼントだと思っています。

小林：がんの原因については、化学物質や電磁波、ストレスなどいろんな要因があげられていますが、私も最近、がんの原因の一つには「大いなる存在から託されたメッセージ」でもあるんじゃないかなと思うようになりました。

私に限っていうと、自分ががんになったことで、「お前、がん治療から離れずにちゃんと向きあっていけよ」と言われていたような気がします。私のがんがちょっと切って簡単に治るようながんだったら、そんなふうには思わなかったけれど、35個もリンパ節に転移していてギリギリのところだったから、本気にならざるを得ませんでした。神様は時としてスパルタなんですよね（苦笑）。

真愛若さんも、人を助ける使命を持ったシンガーソングライターだから、大いなる存在からメッセンジャーとしてがんを授かったんじゃないかなと思います。

なので、これから真愛若さんが歌われる歌には、より魂が宿って、みんなの心を動かしていくシンガーになっていかれるような気がします。

真愛若：これまでずっとジャズシンガーをやってきたんですが、実はいつも「違うな」っていう気がしていたんです。なので、がんの告知を受けたときに「あぁ、やっとこれで休める」と思って、身体は怖くて震えていたのに、心は思わず「ツイテル」という言葉が出たんです。

自分でも、こんなギリギリのときでもそんな言葉が出てくるんだと驚いたんですが、それからは頭と心の葛藤でした。頭では手術をしないといけないとわかっても、心はそっちには行けない、という声のギャップに悩まされていました。

小林：手術じゃないと思ったのは、どんなふうに感じたからですか。

真愛若：私が受診した先生方や友人たちも、私のことを思って皆さん手術を勧めてくれましたが、どうしても手術で胸にメスを入れることに、抵抗と違和感がありました。

やっぱり、アーティストということもあって、自分の胸を切ってしまっては、いい曲をつくれるかなという気持ちもありましたね。今振り返ってみると、胸を切らないプロセスを経てきたからこそ、曲をつくれてきたし、メッセンジャーとして、『愛しくて』の曲も授かったと思います。

それと、ちょうど「手術は必要ない」という検査結果を聞いた日が、保江先生と小林先生のご著書（『量子医学の誕生』）の発売日と同じ12月21日で、そのタイミングにも驚きました。

保江：そうですか。正確にいうと、その本の発行日は12月25日にしてもらったんですが、なぜか世間では12月21日に発売されたことになっていて、風の時代に入ったからだろうなんて囁かれているようです。

あるがんの学会で愛魂を披露し、
女性とダンスをして見せ「これが愛です」と伝える

保江：これまでお話を伺っていて、ハワイ大学で教授をなさっていた先生のことを思い出していたんですが、まさにその先生も真愛若さんと同じ体験をされているのです。

それは僕がまだ岡山にいた十年ほど前の話ですが、阪大の歯学部を出た歯科医の先生から、ご自身が主催するがんに関する学会で僕に基調講演をしてほしいと言ってこられたときのことです。

その学会は、お医者さんや歯科医が半分、あと半分はがんの患者さんが参加するというちょっと変わった学会だったのですが、講演依頼の理由は、僕にがん患者としてではなく、理論物理学者として量子物理学的な観点からがんについて話してほしいということでした。

当日、中之島の講演会場には500人近くの参加者がいましたが、先生方は僕の話に期待していないことが表情からもわかりましたが、患者さんたちからは、何か一つでも参考になればという切なる気持ちがヒシヒシと伝わってきました。

僕は「これはいい加減な話はできないな」と思って、患者さんのために僕がお役に立てる話は何だろうと思って、僕のがんの体験話ではなくて、愛魂の話をし始めました。

自分に向かって襲いかかってくる相手であっても、その人を愛してしまえば、相手を傷つけることなく簡単に倒せて、改心して友達になれる、そんな話をした後で、「がんも自分で愛せば治るはずだ」と断言したのです。

でも、僕自身はがんを愛したわけではないし、そもそも手術を受けた時点では自分ががんだということも知らなかったのに、です。

なのに、数百人ものがん患者さんに向かって「自分のがんを愛せばがんは消える」なんて無責任なことを言ってしまって、ちょっと自責の念を感じながら話を終えました。

質疑応答で、「先ほどの話は本当ですか?」と質問が出たので、「がんについてはすぐに証明はできませんが、愛魂なら」といってその会場にいた体格のいい男性に壇上に出てきてもらって、愛魂の被験者になってもらいました。

彼に僕の腕を両手でグッと握ってもらい、押さえて体重をかけてもらい、僕が彼の手を動かそうとしてもビクとも動かない。次に、僕が「じゃあ、愛しますよ」といってちょっとだけ動かしたら、その男性は身体ごと持ち上がり、会場からも「わーっ」と驚きの声が上がりました。

そこで僕も調子に乗って「今、不可能なことが可能になったように、みなさんもがんを愛せば治るんですよ」と言っちゃったんです。そこでまた、「愛するってどういうことですか?」という質問も出たので、僕はそこでまた美しい女医さんに声をかけて壇上に上がってもらって、彼女の手をとって軽ろやかにダンスをして、「これが愛なんですよ」とお答えしたところ、その質問者も納得された様子でした。

でも、内心では「僕はがんを愛したわけじゃないのにな……」と思いつつ、基調講演の時間は終了し、その後、お医者さんや患者さんの発表へと移っていきました。

「自分のがんを愛せばがんは消える」ということを実証したハワイ大学の教授

保江：最後の締めの挨拶に、前年までその学会の会長をされていたハワイ大学の名誉教授が登場されたのですが、そのときに、そのご高齢の教授が僕のダンスを真似るようにして一人でダンスをしながら登壇されたのです。

そして、「先ほど今回基調講演をいただいた保江先生から愛のお話をいただいたので、私もちょっと格好つけてみました」と説明しながら、それまで誰にも話したことがなかったというご自身の体験話を始められました。

その教授は、阪大を出てハワイ大学に進まれて教授になられたそうですが、「今日基調講演を聞いて、僕はこれを皆さんにお伝えする義務がある」と前置きをしたので、会場がざわつきました。

そこで何を話されたかというと、彼が現役の教授の頃、ご自身が内臓のがんになられて、そのときに体験された話です。

がんになったその教授は、ハワイ大学の同僚の先生たちに診断を仰いだところ、皆手術を勧めてきたので、セカンドオピニオンを得ようと一時日本に帰国したそうです。そして、阪大時代の同級生たちに診断してもらったら、やはり結果は同じで、「すぐに摘出手術をするように、でないと死ぬよ」とのことで手術を強く勧められます。

でも彼は、日本で手術はできないと断ってハワイに戻るのですが、ハワイに向かう飛行機の中で、自分のがんを愛おしく感じるようになったというのです。

ハワイ大学でも阪大でも、他の教授たちから「早くそのがんを切り取らないと死ぬよ」などと言われるうちに、皆に寄ってたかって悪者扱いされて消されようとしているがんのことが自分の分身のように愛おしくなったのです。

そして、ハワイに着くまで6~7時間の間、がんに対する愛おしさが次第に大きくなっていき、「たとえお前が世界中から嫌われても、俺だけはお前と友達になって、死ぬまでお前と一緒に生きるからな。心配するな」という心境に至ったそうです。

飛行機の中でそう決断した後、ホノルル空港に着いて、ハワイ大学に戻ったら、同僚たちがすぐに手術をと準備を整え、術前に精密検査をしたそうです。

すると、なんと教授のがんがすでに消えていたのです。

この衝撃的な話は、それまで誰にも話してこなかったらしいのですが、僕が基調講演で「がんは愛せば消える」と無責任にも話したものだから、その教授はそこで初めて「実際に僕がそうだった、僕がその見本だよ」と証言してくださったというわけです。

もちろん、会場にはその教授のお弟子さんたちがたくさんいて、彼らもそんな話を聞くのはそのときが初めてで、教授の証言のおかげでそこにいたお医者さんたちも皆信じざるを得なくなったのです。

その教授のおかげで、最後の懇親会では、僕の周りにたくさんの人が集まってこられ、もみくちゃになるほど人気者になりました（笑）。

この実話からもわかるように、患者さん自身が自分のがんを愛してあげればがんは消えるんですよ。

真愛若：私も最初からその先生とまったく同じでしたね。だって、がんって十数年もかけてがん化するわけじゃないですか。なので、がんに対して自然に「今まで気づかなくてごめんね、よく頑張ってくれたね。私は、あなた（がん）を傷つけないで守るから、一緒に良くなって生きていこう！　心から愛しているよ」と、お風呂で滴る涙とともに自分の胸をさすって、常にがんと話し合ってきました。

小林：わかりますね、自分の分身のように感じる……。

真愛若：だったら、切るんじゃなくて、それ以上に自分のがんを愛し守らないといけない。15年かけてがんになったのなら、同じように15年かけて自分の心と体を改善して、それまでの生き方を見直していくことが大切なんじゃないかなと思います。それを厄介者扱いするのは違うのではないでしょうか。

保江：ハワイ大学の教授も、厄介者扱いされているがんのことがあまりにも不憫で、愛おしくなったんでしょうね。がんになったことを自我意識で受け止めてしまうと、がんは悪者、厄介者だからすぐに切らないと……となってしまうので。

そんな自我意識に囚われないためには、日頃から考える前に感じて動く、つまり直感に従って動いていれば、何かあっても自我意識に囚われてしまうことはないのです。

考える0.5秒の前に、感じて動くことが大事

小林：だから、先ほどの話にあったように考える0.5秒の前に、感じて動くことが大事なんですね。

保江：はい。例えば、僕の場合、美しい女性が隣にいるとついつい膝に手が伸びてしま

うんですが、そんなふうに0.2〜0.3秒で感じて動くのは、自分に正直な人なんですよ（笑）。
小林：無邪気な男性ほど0.2秒で美しい女性に反応するということですね（笑）。
保江：とにかく、いつも直感で動くようにしていれば、がんになったとしても必ず克服していけると思います。
小林：直感で動くということはこれまで紹介してきたサバイバーの方に共通していますね。どの治療法を選ぶにしても、頭で考え過ぎるのではなくて、真愛若さんのように感じて決めることも大切なのかもしれません。直感で「これは自分には合わないな」、「これ以上やるとマズイな」など感じたら、意外とその感覚が正しいことが多いのです。医者が直感に頼ることを勧めるなんてけしからんと怒られそうですが（苦笑）。
真愛若：サプリを選ぶ場合でも、印象的なことがありました。
信頼する鍼灸の先生からある酵素を勧められて飲んでみた瞬間、直感で「これは、私の体に合う！」と感じたのです。この酵素を横浜のAクリニックのM先生にOリングでチェックしていただいたところ、先生が目をまん丸に見開いて、「これは、すごく合うぞ！」と先生も驚いていたことから、まずは自分の体の反応を信頼して選ぶ必要があると思います。
そして、信頼している医師から勧められたものを飲んでみることはよいことですが、そのときに自分の体の感覚や直感でこれがよさそうかどうかを感じてみることは、とても大事だと思います。

S病院のM先生は、一人ひとりの患者さんのことをよく見られていて、「ご本人にとってヒントになることは何でもやってみられたらいいですよ」と言ってくださり、それはすごくありがたかったですね。だから、M先生には会いたくて、いつもちゃんとお化粧をしてウキウキしながら会いに行っていました。

保江：なるほど、それも大事な点ですね。ほとんど100％の人が本当は病院に行くのが嫌なんだけれど、患者さんのほうから会いにいきたくなるお医者さんもいるわけで、その先生は恰好いいのですか？

真愛若：恰好いいです（笑）。

保江：それなら納得（笑）。だからやっぱり、歌舞伎役者や宝塚歌劇団の男役のような恰好のいいお医者さんがいてくれれば、患者さんも会いにいきたくなるでしょうね。僕も主治医がきれいな女医さんじゃなかったら、とっくに死んでいたかもしれない（笑）。

この前お話したように、フランスの医学部では演劇論が必須科目で、それはたとえ死を目前にした患者さんに対しても「大丈夫！」といって安心させられるように演劇を学ぶためです。

それを患者さんに見抜かれてしまうようではダメで、時に医師を演じ、時に恋人を演じ、時には聖職者を演じながら、患者さんの前ではまるでスーパーマンのようにふるまえるようなお医者さんであってほしい。結局、医は愛なんですね。

真愛若：私もその先生に院内のトイレの前でたまたまばったり会えたときに、あまりのうれしさに「アラッ、センセーイ！」と患者らしくない声が自然に出てしまったのですが、その瞬間先生もその場で体を2回まわして笑顔で挨拶してくださいましたので、逆に私のほうが驚きました（笑）。

保江：そんな憧れを持つことも大事で、たとえ誤解でもいいので、皆から憧れを持って見られることによって、その人が英雄のような存在になっていくことがありますね。

患者さんにとっても、お医者さんをスーパードクターにする患者道が必要

保江：僕の場合もそうでした。岡山の女子大で教えている頃、同じ物理学会の教授たちから見たら僕は格下で、「どうせあいつは大したことはできないだろう」などと噂されていた。

でも、僕にとっては初めての文科系の女子大で、しかもカトリック系で男性はほとんどいない。そうすると、学内では「今度来た物理学の先生はスイスのジュネーブ大学にいたすごい教授らしい」という評判が立って、僕はすごい切れ者の天才のように見られ、同僚からも一目置かれていたのです。

やがて気がついたら、僕が発言したことは学長以下みんな従ってくれるような立場になっていて、そのおかげで学会でも自信を持って発言するようになり、上からは睨まれるけれど、下からは憧れを持って見られるようになったんですね。

東大や京大の大学院生が僕の下で研究したいなんていう声も増えてきて、僕自身「どうなっちゃったの⁉」と驚くくらいでしたが、でもそれは僕が岡山の女子大に行ったからこそで、周りから憧れの目で見られているうちにその気になって自信がついてきたからに違いありません。

これが東大か京大の助手でいたら、学会の他の連中から叩かれて、そうはいかなかったでしょう。

だから、お医者さんをその気にさせるのは、患者さんからの憧れの目であって、患者さんも「この先生はすごい先生なんだ」と思って接することが大事です。

小林：確かに患者さんと接していて、ラポール（信頼）がうまくできていると治療もうまくいくことが多いですね。逆に、患者さんが不信感を持っていると治療計画もうまく進んでいかないです。

保江：その意味では、お医者さんにとって演劇論が必須なように、患者さんにとってもお医者さんを英雄にする、つまりスーパードクターにする患者道のような心構えが必要かもしれませんね。

その点、今の小林先生なら、他の一般的なお医者さんとは違って、がん患者さんにとっての英雄になれますね。真愛若さんのように乳がんになればほとんど手術しかなく、行き場がないので、小林先生がその受け皿になってあげられるんじゃないでしょうか。

だからこそ、ご自身が患者さんとなって患者道を究めて、どのお医者さんにかかっても、そのお医者さんがスーパードクターになってしまうようにすればいいわけです。それができれば、患者さんに患者道を教える学校もできますよ。

医者になるための予備校はいっぱいあるけど、良い患者、サバイバーになるための学校はどこにもないので、ぜひ普通のお医者さんをスーパードクターに変える患者道を教える学校をつくってください。

真愛若：確かに、良い先生と出会えればそれだけでも希望が湧いてきます。私の場合も良い先生方に出会えて、自分と先生との信頼関係だけで充分でしたので、他のがん患者さんと分かち合う必要はありませんでした。中には学術的なことにこだわる先生もいましたが、そこで処方されたものをこちらも勉強したり、どのように先生と関わっていくかがとても大事なんだなと思いました。

保江：まさに理想的な患者道、患者学ですね。そこまでできればがんも克服できる。

患者自身が「どう生きたいのか」という自分軸をしっかり持っておくこと

真愛若：そこで大事なのは、やっぱり御霊（みたま）の高い人を見極めて、信頼していくことだと思います。

保江：小林先生のような良い先生に出会えれば……ですね。でも、そうそうそんな先生はいないので、患者側の努力で患者道、患者学を身につけていって、スーパードクターにしてしまうこともできるでしょう。

真愛若：そのときに、患者自身が、自分にとってどういう治療がよくて、どう生きたいのかという自分軸をしっかり持っていないと、先生を選びにくくなるんじゃないかと思いますね。

保江：確かに今はそうですね。特に先ほどの「相手を愛する」というのが日本男児ほどわかりにくいみたいだから。

真愛若：私もがんになる前は、よく自分を責めたりしていました。それがかんになったことで、本来の自分の魂の楽天さが出てきて、それくらいがんの告知を受けるということは大きなことなんだなって思います。

保江：社会の中で、大人として生きていくうえでの縛りのようなものですね。それががんの宣告を受けることで縛りが取れて、素の自分が出てきやすくなるようになったということですね。

真愛若：そうです。それまでもメンタルのトレーニングをしていたので、縛りを取ることは早かったです。

保江：メンタルのトレーニングをしていたのは何のためだったんですか？

真愛若：自分の殻を破るためです。

たまたま19歳の頃からナポレオン・ヒルの本を読んだり、成功哲学を学んだり、周りにも斎藤一人さんのファンの方がいたりして、それらを私の音楽スクールの生徒さんたちにも勧めていたんです。その何十年ものメンタルトレーニングの智恵の蓄積によって、自分ががんの宣告を受けたときに、ショックで人生最悪の状態にも関わらず、自然に「ツイテル」という天国言葉が出てきました。

（天国言葉＝斉藤一人さんの言葉より）

保江：そういえば、今日ここに来るときにも面白いことがありました。朝9時に起きて10時半に白金の部屋を出たんですが、時間を見過ごさないようにテレビをつけたら、たまたまハリウッド映画をやっていたのです。

この名古屋での対談の後、一週間ほど出張だったのでその支度をしながら見ていたら、どんどん引き込まれていって、気づいたらもう10時半になっていたんですが、僕が見入ってしまった映画は『キンキーブーツ』というタイトルでした。

田舎町の靴工場の4代目として産まれた男性が、父親の意に反して元プロボクサーだったドラァグクイーン（女性の姿で行うパフォーマンスの一種）のゲイの人と知り合いになるのですが、その矢先に父親が急死して工場を継ぐことになって、そのゲイの人の一言がきっかけになってゲイ用のブランド靴を立ち上げて、倒産寸前の状態からみごとに事業を復活させたという実話に基づいたストーリーです。

医師も患者もお互いに相手を神様気分にさせることができればがんも克服できる

保江：そのゲイの人がなぜ女装をするようになったのかというと、男の恰好をしているときは恥ずかしくて人前で言葉もうまく喋れなかったのが、女装をしたら大勢の前でも平気で歌ったり踊ったりできることに気づいたからで、だからすばらしいパフォーマンスが披露できるようになったのです。

何が言いたいかというと、人間というのは、たまたま何かの拍子に魂にスイッチが入って、その人らしい動きができるようになるということです。

だから、がん患者さんであっても、お医者さんであっても何かのスイッチが入れば、本来の魂が目覚めてスーパースターのようになれるということです。同じようなことは僕の『人生がまるっと上手くいく英雄の法則』（明窓出版）という本でもご紹介しましたが……。

真愛若：英雄スイッチ、それはすごいですね！　誰の中にも英雄になれるスイッチがあるんですね。

保江：そうです。お医者さんにも患者さんにも英雄スイッチがあって、それは周囲を巻き込む力があります。だから、患者さんも自分の英雄スイッチを入れさえすれば、お医者さんをもスーパードクターにしてしまえるということなのです。

それが若い女性の患者さんなら、きれいにお化粧をしたり、ミニスカートを履いて受診することにもつながるわけです（笑）。これは日本ではまずないでしょうが、男のお医者さんからしたら、毎日毎日、地味な恰好して暗い表情の女性患者さんばかり診ていたら決して気分も良くないはずです。

なので、患者さん側も自分が華やかな恰好をすることで、英雄スイッチがオンになれば、華やかな恰好をしてプレゼントでも持ってお医者さんに会いにいく、そうすれば何でも気兼ねなくオープンに話せるし、お医者さんのほうも心を開いて、そこで本音の対話が生まれると思います。

真愛若：あぁ、だから私もその先生に会うと元気になれたんですね。自分の英雄スイッチが入っていたから、いつもウキウキしてお化粧をして会いにいっていたんだぁ（笑）。

保江：今の医療はそういう面を一切排除していて、明治以降、医者は医者らしくしなければいけない、患者は患者らしくしなければいけないと、ずっとお互いに縛り合ってきたのです。

僕の叔父は、川崎医大の副学長をしていて、医者ではないけれど授業も受け持っていたのですが、何を教えていたかというと、患者さんとの接し方で、他の授業よりもいちばん人気がありました。

叔父の授業がなぜ医者の卵たちから喜ばれていたかというと、他のところでは患者さんとの上手な接し方を教えてもらえずに、結局、医局の先輩のやり方を見よう見まねでやってみる。でも四角四面な対応しかできないので、患者さんとの関係がうまくいっていなかったからです。

そこで、医者でもない叔父が学長から頼まれて、対人関係を重視した患者さんとの対応について教えるようになって、それで医者の卵たちから喜ばれたというわけです。

それを僕の言葉で言えば、患者は医者をその気にさせる患者道、医者は患者をその気にさせる医者道、いわば、お互いに相手を神様気分にさせるということで、それができればがん克服も決して不可能な話ではありません。

傷が残らないようにメスを入れるタイミングは神様が教えてくれる

保江：これも前にお話ししましたが、僕の主治医の女医さんが救急医療の現場に入ることが決まったとき、出身大学医学部の外科の教授から、「救急の患者さんはちょっと目を離したら亡くなることがある。だから患者さんのことを神様と思いなさい」と言われ、その女医さんはずっとそのように患者さんに接してこられたそうです。

小林：だから、先生の道場でも「愛魂上げ」ができたんですよね。

保江：そう、彼女は初めての体験で、愛魂で大男をみごとに投げ飛ばしました。それは彼女がいつも患者さんを神様だと思って診療してきたからで、だから救急で担ぎ込まれた僕のことも神様と思って対応してくれたんじゃないかと思います。

真愛若：そう言われてみたら、私もどの先生にお会いするときもそんな気持ちで会っていました。神様というと何でも依存してしまうように捉える人もいるかもしれませんが、そうではなくて、スーパースターのような存在としてですが。

保江：そう、ジーザス・クライスト（イエス・キリスト）のようなスーパースター、憧れの対象です。

真愛若：そうですね。だからこそ、本当に病院に行くのが楽しかった（笑）。

保江：それで今思い出したんですが、奈良の春日大社の葉室頼昭宮司もそのような体験をされたようです。

葉室宮司は、阪大の医学部を出て医者になり、当時はまだ形成外科がほとんどなかった頃に形成外科を始められ、独自の治療法を開発されたお医者さんでした。

それまでの形成外科では、手術痕が残っても仕方ないという考えだったのを、葉室医師は傷口をきれいに塞ぐ高度な技術をアメリカで学び、その治療法の第一人者となったのです。

ご著書によると、葉室医師が帰国する直前、その治療法の指導を行ったアメリカの教授が、最後にとっておきの技を伝授するために葉室医師を手術に立ち会わせたそうです。

ところが、その教授は手術の準備はすべて整っているのに、メスを手にしたままじっと黙ったままで動かず、いっこうにメスを入れようとはしません。

助手が「先生、30分経過しました」とか「次のオペの時間もせまっています」などといっても、まだメスを動かさない。

やがて1時間ほど経過したとき、その教授はスッとメスを動かしたかと思うと、手際よく手術を施し、そして終わってから、葉室医師に対して「わかったか」と聞いたそうです。

葉室医師は、手際よく手術をしていたのはわかったけれど、その前に1時間もじっとしていたその意味がわからなかったので、「わかりません、あれは何だったのですか？」と問うと、その教授は葉室医師にこう答えたそうです。

「本当は教えないんだが、お前は今日が最後だから教えてやろう。患者にメスを入れるとき、今メスを入れれば絶対に傷が残らないタイミングがある。それを待たなくてはいけない。待つのが苦しいんだ。でもそれは神が教えてくれる」と。

その人にとって大いなる存在に委ねきることががんの克服につながる

保江：「メスを入れるタイミングは神様が教えてくれる、それまではただ待つ」

それを聞いた葉室医師は、「これを日本に伝えなければ」と思って、帰国後この治療法を実践されたのです。

その後、葉室医師はお医者さんの仕事をしながら、神職最高の位の「明階」という資格を取得します。するとすぐに神社庁から呼び出され、大阪の枚岡神社の宮司になってほしいという依頼を受けて「これは神様のお導きだ」ということで神職に就き、その2年後、春日大社の宮司に就任されました。

この実話からも、神様が最適なタイミングを教えてくれる、それを瞬時に感じ取ることがいちばん大事だということがわかります。

それは頭で考えていてはできません。感じて、動くのです。0.3秒以内に感じて身体が動く、それが神様からのシグナルで、葉室宮司は、医者になる前にもそんな神様の働きを体感されています。

当時、葉室青年は大阪で開業していた姉から「病院を手伝ってほしい」といわれ、医者を志して猛勉強をして阪大医学部に入ったものの、浪人時代の過酷な受験勉強がたたり肺結核になります。

そして、医師から死の宣告を受け、やむなく大阪から両親の待つ東京に帰ることになるのですが、そのとき、ある人が夜汽車の退屈しのぎにと一冊の本を葉室青年に手渡します。

その本は、「生長の家」の創設者である谷口雅春に憧れていた医師が書いた本で、そこには「人は生かされて生きている」、「人間は神の子」ということが書かれていて、死を目前にして無我になっていた葉室青年は、その本を読んで感激のあまり涙が止まらず、夜汽車の中でずっと泣き続けたそうです。

やがて、東京駅に着いたときには、立ち上がる体力すらなかったはずなのに、ホームに一人でしっかりと立っていました。

そして、その本の中で紹介していた本を全て購入して無我夢中で読んだところ、体力がみるみる回復し、なんと重度の結核が消えうせてしまったのです。後に葉室宮司はこう語っています。「そのとき僕は神を見たというか、神の存在を身をもって感じたんです」

と。

こうして神様に救われた葉室青年は、医学部に戻って、人様のお役に立ちたいと思い、当時は医師たちもまったく考えなかった形成外科医の道を選んだのです。

小林：私も神様ではないんですが、がんになってから大いなる存在について思いをはせるようになりました。何か私たちを超えたものが、人との縁や出来事に作用しているのではないかと感じます。振り返ると、がんの手術を終えたある時期から私の人生が大きく変わってきました。それは真愛若さんから「求道」を勧められて受けてからです。

保江：「きゅーどう」ですか？

小林：はい、正式には「弥勒参拝求道式」というんですが……。

真愛若：弥勒菩薩の祝福を受けるという一生に一度だけ受けられる儀式で、その式に参加するだけで第6のチャクラを開いてもらえるんです。求道式は昔、中国から日本に伝わったもので、縁ある人からの紹介でどんどん広がっています。

もともと、空海も求道のことを知って唐に渡ったけれど、そのときには時代が早すぎて伝えてもらえなかったので、そのまま日本に帰ってきたと聞いています。

私は19歳のときに、ピアノの先生から「求道という一生に一度しか受けられない式があるので受けてみない」と声をかけていただいて、直感ですぐ「受けます！」といって受けました。それによって、神通力のようなものが開花したんです。保江先生には必要ないかもしれませんが（笑）。

保江：どんなことをしてもらうんですか？

真愛若：名古屋を中心に全国に道徳会館というお寺があり、そこで第6チャクラを開眼させる1時間ほどの求道式を受けるだけです。

保江：費用はどれくらい？

真愛若：参拝料として5000円を収めるだけです。

小林：そう、費用も高くないので……。

真愛若：求道は自分が「この人には……」という方にしか伝えないので、私の場合は、小林先生ががんになられたことを聞いて、じゃあ、手術が終わってからお伝えしようと思って、お伝えしたんですよね。

小林：はい、私はがんのことをお伝えしようと思って東京に行ったら、そこで真愛若さんから求道を勧めていただいたんです。

それで、何をするのかまったくわからないまま、「とりあえず受けます」といって真愛若さんについていったんですが、求道を受けてから、不思議といろんな方との縁がつながり、人生が劇的に変わっていったなと思います。お布施か何か要求されるのかなとも思ったんですが、そんなこともまったくなくて……。

保江：僕ががぜん興味を持っていろいろ聞いたのは、実は、去年ある著名人と会ったときに彼から似たような話を聞いていたからなのです。

初めて彼と飲んで意気投合したのですが、僕が、かくかくしかじかこれまでこんなことがあって「神様に愛されているようです」と話したら、「私もそうなんです」と彼が言ったので、「どんな神様なんですか？」と聞いたわけです。

そうしたら、「あまりこれは人にお話ししちゃいけないんですが」と前置きをして、彼が小学校のときに体験した話をしてくれました。

それによると、彼の家の近くに台湾人がいて、ある日、小学生の彼が歩いていたら、その台湾人と道端でバッタリ出会い、そこで「僕、ちょっと来て」と声をかけられて、台湾人の家に連れていかれたそうです。

彼が言うには、「そこで座らされていただけなんですが、どうも何かされたようなんです」とのことで、それ以来、なぜかいろんなことがめちゃくちゃ上手くいって現在に至っているというのです。

あまりに幸運が続くので、彼は大人になってからその台湾人を訪ねてみたけれど、もうそこにはいなかったそうで、「もしかしたら、中国の陰陽師のような人だったのかな。でもそのおかげでずっと僕の人生はうまくいき続けたという確信があるんです」と言っていました。

そんな話を聞いていたので、僕も「台湾にも陰陽道のような土着信仰のようなものがあるのかな!?」と思っていた矢先に、お二人から今のお話を聞いて、もしかしたらその求道だったのかもしれないと思ったわけです。

真愛若：実は私も、小林先生から今回の対談のお話をいただいたときに、求道のことがフッと頭に浮かんだんです。

小林：今回、当初の予定どおりであれば、私と保江先生の話だけで終わっていたんですが、なぜか真愛若さんとの対談もあったほうがいいような気がしたのです。もしかしたら、真愛若さんから求道の話をしてもらうように神様に仕組まれたのかもしれません。

保江：実は、その著名人の方から話を聞いたときに、「それ、僕も受けられませんかね？」と聞いたら、「でも、もうそこには台湾人がいないからわからない」とのことで、残念に思っていたのです。たぶん、それがお二人が受けられた求道なんですね。

保江：さっき5000円といわれましたが、どんな技術でも医術でも呪術でも、とにかく5000円以下のものが本物だと、僕自身は考えています。

真愛若：確かに5000円というのは、安いと思われますよね。

保江：僕の中では５０００円以下のものじゃないと本物ではないという哲学があるわけです。だからそれこそ僕の理想です。

真愛若：じゃあ、よければぜひ求道を。

小林：図らずも最後は求道のお話になりましたが、いずれにしても、自分のがんを愛することや神様のような大いなる存在に委ねきることが、結果的にがんの克服につながるということがよくわかりました。

今回はこの辺で対談を終えたいと思います。保江先生、真愛若さん、どうもありがとうございました。

保江・真愛若：ありがとうございました。

おわりに

自分自身ががん患者になったとき、がん組織摘出のための開腹手術の前後にあった不思議な出来事の数々については、本文の中でお伝えしました。まさに神様や天使に助けていただいたとしか思えない体験を経てのがんからの生還だったのですが、実は本文では触れることができなかった当時の僕の行動の中にも、ひょっとすると僕がこうして元気に生き長らえてこられた要因の一つがあったような気がしています。それを、ここで後書きに代えて初めてカミングアウトさせていただきたいと思います。

術後21日間の入院療養を終えて通院による抗癌剤治療や放射線治療を拒否して退院するときに「このままでは長くもって2年、早ければ2ケ月ですよ」と心配してくれた美人主治医の先生に向かって、術後2年を無事に経たときに「先生、おかげさまで抗癌剤もせずに2年間生きてこられました」と少し自慢げに告げたことがありました。それに対して、その先生は「保江さんの場合は、術後からお好きなことばかりなさってましたからね。それがよかったんだと思いますよ」と笑って応えてくれたのです。つまり、僕ががんのサバイバーになれていることの理由として、医師の目から見た場合に笑って納得してもらえることは、まさに「好きなことをやる」ということなのでしょうから、それを最後に読者の皆さんにお伝えすることは意味のあることだと考えてのことです。

というわけで、手術後に始まり、その後の僕が「長くもって2年」と信じて好き放題のことをやってきた、常識的にはとても馬鹿げた行動の数々の中の一つをご披露いたします。どうか、笑ってやってください。

その頃、その15年ほど前に親父が建てた御殿のような日本建築の母屋が敷地の半分を占めていて、僕は裏庭の端に昔からあった離れの家を改築して住んでいました。残された人生が2年もないということを知った僕は、既に親父がこの世を去って誰も住んでいなかった母屋が残った場合、東京にいる娘二人が困ってしまうに違いないと考え母屋を解体してもらうことにしました。病室から母屋を建ててくれた建築会社の監督さんに電話し、僕が入院している間に母屋をすべて取り壊して敷地に広い新地を用意しておいてくれるように依頼したのです。もちろん、お金をかけて父親が造ったばかりの立派な日本建築を解体するなどという馬鹿げた依頼だったため、監督さんからは何度も考え直すように言われましたが、最終的には僕の決意が固いと判断してくれたおかげで退院したときにはかなり広い空き地が生まれていました。

僕は、その空き地に親父が首都防空隊の戦闘機乗りをしていたころの愛機である陸軍航空隊二式単座戦闘機を、僕が生きている間に何とか手に入れて記念に飾りたいと思ったのです。ところが、いろいろと調査してみると、有名な海軍零式艦上戦闘機などと比べてあまり知られていなかった二式単座戦闘機の機体はもはや世界中のどこにも残っていなかったのです。ならば、せめて姿形が二式単座戦闘機に似ているプロペラ機を見つけて、それに首都防空隊のときの塗装を施して展示しようと考え、ネット検索を駆使して世界中から探しまくった結果、イギリス空軍のプロペラ練習機「プロヴォスト」が最もシルエットが似ていることが判明。そして、アメリカにいる古い軍用機ディーラーを見つけて依頼し、運よくイギリスの地方空港に残されていた機体を手に入れることができたのです。

ところが、ところが、です。機体が大阪南港の税関で（当然でしょうが）引っかかってしまい、すったもんだのあげく保税エリア内の巨大焼却炉で焼かれてしまいます。日本という法治国家においては個人が中古の軍用機を輸入するなど、許されるわけもなかったということです。そのときの経緯はいずれどこかでカミングアウトしようとは思っていますが、ここでは結果だけを簡単に述べるにとどめておきます。

このとき、お世話になった代議士の秘書の方からは、戦闘機のコックピットの部分だけなら輸入できるらしいとの情報がもたらされ、その後の2年間を費やしてアメリカ海軍の戦闘攻撃機A4スカイホークとイギリス陸軍の垂直離着陸戦闘攻撃機ハリアーのコックピット部分を何とかそれぞれアメリカとイギリスから輸入することができました。その間、アメリカの連邦捜査局FBIと国防総省ペンタゴン、さらには国務省とも順次ヒアリングで身元調査され、使用目的などを詳しく問われた後にやっと貨物船に乗せることができ、我が家の新地に持ってくることができたのです。イギリス政府に至っては、エンジンも翼もないハリアーを手に入れようとしているだけにもかかわらず、半年以上にも及ぶヒアリングの末に「この機体を如何なる通常兵器、生物化学兵器、核兵器の運搬投下には使用いたしません」という英文誓約書を提出するように求めてきたのには笑ってしまいました。

ともかく、こうして我が家の広い庭には2機の戦闘攻撃機が狛犬の如く鎮座し、気がつくと美人主治医の先生から指摘されていた予後2年間が過ぎ去っていたのです。そう、その2年間というもの、僕は新地にした家の敷地内に親父が太平洋戦争中に戦闘機乗りだったという記念碑的なものを残したかったがために、2年間という限られた時間を本当に死にものぐるいで使ってアメリカ連邦政府やイギリス政府、さらには日本の税関や政府を相手取って動き回っていました。まさに一心不乱の境地が続いていたはずですが、ひょっとするとこの「一つのことに没入した」ことが僕をがんサバイバーの一人にしてくれたのかもしれません。しかも、死んだ親父のために、自分が好きなことの範囲でとことん動いたのがよかったはずです。

さあ、がん患者の皆さん、たとえ予後何ヶ月あるいは何年と宣告されたとしても、何も心配する必要はありません。ご自身ががんから生還された医師の小林正学先生が本文で熱く語られているように、そんなことを覆して見事に生きていらっしゃるサバイバーは全員が今もなお輝いていらっしゃるのですから。さあ、僕といっしょに好き放題やってみませんか！

令和3年6月吉日

保江　邦夫

著　者：小林正学（こばやし　まさのり）
保江邦夫（やすえ　くにお）

がん治療医ががんになって初めて知ったもう一つの医療
2021年7月20日　第1刷発行
2021年9月17日　第2刷発行

発行所　㈱海鳴社　http://www.kaimeisha.com/
〒101-0065　東京都千代田区西神田２－４－６
電話　03-3262-1967　FAX　03-3234-3643
Eメール：info@kaimeisha.com

発　行　人：横井　恵子
組　　　版：モリモト印刷
印刷・製本：モリモト印刷

出版社コード：1097
ISBN 978-4-87525-355-6